Señales de Vida

José Miguel Hernández,

Profesor, Investigador y Conferencista.

Asesor Científico Independiente

ISBN-13: 978-1530821501

ISBN-10: 1530821509

Copyright © 2016 - "Señales de Vida"

Autor: José Miguel Hernández

Impreso en los Estados Unidos de América

DEDICATORIA.

A mis hijos y a mi nieto Dylan, que son las bellezas más grandes que me ha brindado la vida

AGRADECIMIENTOS.

A todas aquellas personas que me han apoyado en este proyecto del equilibrio natural del cuerpo

CAPITULOS

CAPITULO I

INTRODUCCIÓN

"La mente es como un espejo de agua, cuando se agita es difícil de ver, pero cuando está tranquila las respuestas empiezan a aparecer."

El Equilibrio Natural del Cuerpo, no es una simple frase elaborada, es un conjunto de mecanismos internos que hacen que el cuerpo, la mente y el espíritu funcionen en exacta sincronía.

Cuando se produce este equilibrio en nuestro cuerpo, esta armonía garantiza la ausencia de ansiedades, depresión, preocupaciones, tensiones musculares y enfermedades físicas.

Este equilibrio tiene una relación muy estrecha con la señalización y la comunicación celular, sin una correcta trasmisión de información entre las células del cuerpo y cada órgano, los sistemas de protección y sanación se verían afectados. Es por eso que he titulado este libro:

SEÑALES DE VIDA

Todo comenzó cuando yo tenía 25 años, comencé a padecer del riñón izquierdo, formación de cálculos renales y cólicos nefríticos, me hicieron padecer una enfermedad durante 10 años. Varios especialistas como ortopédicos, nefrólogos, gastroenterólogos, etc., me realizaron un sin número de pruebas en los hospitales, sin poder conocer cuál era la causa de la formación de cálculos renales, ya que el riñón izquierdo, al igual que el derecho, funcionaban sin problemas. Pero fueron 10 años de mi vida, con profundo sufrimiento y desesperanza, por no encontrar la causa y la solución al problema.

En 1992, visite un quiropráctico en el Barrio del Cotorro, Ciudad de La Habana, Cuba. Aquel hombre de más de 60 años, con aspecto más de sabio que de quiropráctico, tenía su pequeña casa llena de personas de la tercera edad, con las cuales intercambiaba tratamientos diversos en los pies y las manos. Este genio del cuerpo humano, conocedor profundo de la importancia del equilibrio físico del cuerpo, había sanado a diferentes personas afectadas con leucemia, migrañas, desequilibrios del sistema inmune, etc.

Espere un rato a que me atendiera, yo llevaba una faja ortopédica a la altura de la zona lumbar, la cual me habían ordenado usar, para aliviar los dolores que también tenía en la espalda.

Aquel hombre me recibió y me pidió que me quitara la faja, acto seguido me dijo: Eso lo puedes botar, no te va a ser falta nunca más.

Me pidió que me quitara los zapatos y que caminara hacia la puerta de salida, completamente de espalda a él.

Me dijo: Ok, perfecto. Tienes la pierna izquierda, más corta que la derecha.

Y eso que significa? –le pregunté.

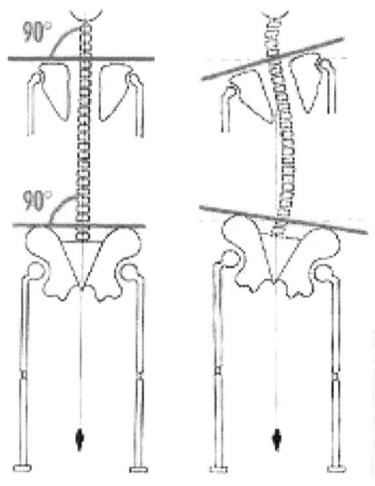

Significa que la columna, las caderas y las piernas, funcionan exactamente como una balanza analítica antigua. Si quieres que ese sistema funcione bien, debes andar equilibrado.

Te voy a explicar lo siguiente: Cuando tenemos una pierna más corta que la otra, unos 5 mm de diferencia, esto es suficiente para que se produzca un desequilibrio físico en el cuerpo, las caderas se inclinan hacia el lado más corto y la columna pierde su linealidad frontal, provocando escoliosis, en el más sencillo de los casos.

La estructura ósea está recubierta de músculos, cuando hay un desequilibrio en ella, los músculos tienden a equilibrar el cuerpo, creando una fuerza o tensión mayor, en el lado desequilibrado. De esta manera, los músculos pueden producir stress, y endurecerse. Al estar endurecidos, pueden presionar los nervios que salen de las vértebras de la columna y así afectar los impulsos eléctricos que provienen del cerebro y bloquear las funciones de los órganos del cuerpo.

Esto es lo que muy probablemente te esté pasando con tu riñón.

Todo aquello me parecía increíble y además impresionante.

Pero por qué sólo pasaba con un riñón? Claro, allí estaba la clave, después comprendí, qué sucedía con los órganos del cuerpo que eran simétricos: tiroides, riñones, ovarios, etc.

Se sentó en su sillón con balances y comenzó a cortar un pedazo de goma de 5 mm de ancho aproximadamente, y le dió la forma de una plantilla para el talón del pie.

Me la entrego y me dijo: Este pedazo de goma tiene que formar siempre parte de tu cuerpo. Póntela en el zapato izquierdo y te acordaras de mí.

Aquel día, cambió mi vida en un giro de 180 grados.

Varios días después volví a visitarlo y a mostrarle como me sentía y lo agradecido que estaba por su ayuda. Por aquellos tiempos trabajaba en un laboratorio de la Universidad de La Habana y estaba elaborando un producto a partir de extractos de algas marinas y propóleos, que estaba dando muy buenos resultados en personas con gastritis y reflujo digestivo. Intercambie con él estos resultados y le regale un frasco del producto.

Cuando me estaba despidiendo, me dijo: Ya yo estoy viejo y me gustaría que continuaras estas enseñanzas que la medicina moderna no quiere asimilar, quieren curar el cuerpo con pastillas y el cuerpo no necesita pastillas. Cuando en el cuerpo hay dolores, nos está diciendo que hay problemas y que debemos resolverlos. Si le suministramos analgésicos, estamos apagando las señales que nos está dando.

7 años más tarde, decidí estudiar fisioterapia y medicina alternativa en Barcelona España.

En el año 2002, le fue diagnosticado a mi esposa: hipertiroidismo, Cuando aquello vivíamos en Stockholm Suecia.

Le pregunte a unos colegas míos sobre el origen de la enfermedad. Y uno de ellos comento que era un desequilibrio del cuerpo.

Aquello me hizo observar a mi esposa como caminaba y como se desplazaba, trate de encontrar alguna anomalía en la forma de caminar. Un día, estábamos en el baño y descubro que el musculo fascia toracolumbar del lado izquierdo estaba muy inflamado, casi 2 veces el grosor del lado derecho.

Faltaban 6 días para la última prueba, donde se determinaría las concentraciones de tiroides en sangre.

Le propuse a mi esposa que utilizara un soporte dentro del zapato, en el pie izquierdo, para de esta manera nivelar el cuerpo y ver como el propio cuerpo retomaría su equilibrio natural.

Al pasar los días yo observaba que el musculo afectado estaba igualando su estructura, al musculo del lado derecho.

Se efectuaron las pruebas clínicas en el hospital y los resultados obtenidos, no evidenciaron ningún problema con la tiroides. El médico sueco que atendía el caso dictamino: que no sabía que había sucedido, pero que los resultados estaban bien, y que todo parece indicar que fue producto de un stress…

Años más tarde he seguido trabajando estas técnicas con pacientes con afectaciones en los riñones y tiroides, con excelentes resultados.

La imaginación es todo: Es la vista previa de lo que la vida va a traer.

CAPITULO II
UN VIAJE POR EL CUERPO HUMANO

Al nacer, nuestros pulmones no habían inhalado aire hasta el momento de nuestro nacimiento, estaban anegados de líquido amniótico, corremos el riesgo de morir asfixiados. En la parte superior de nuestros riñones las glándulas suprarrenales inundan la corriente sanguínea de Adrenalina, los músculos que necesitan oxígeno repentinamente empiezan a contraerse, nuestros pulmones son un estallido de vida, realizamos nuestra primera inspiración, es el acto aeróbico más importante de nuestra vida, lo repetiremos unos 700 millones de veces más. El aire pasa por la tráquea y fluye a través de miles de ramificaciones, los bronquios, y de ahí hasta los treinta millones de miles de compartimientos de aire, los alveolos, estos absorben el oxígeno hacia nuestra sangre y expulsan el dióxido de carbono que exhalamos en cada respiración, es entonces cuando el cordón umbilical, el vínculo físico entre la madre y el niño puede ser cortado.

El organismo del bebé tiene que adaptarse a vivir fuera de la matriz, es un momento decisivo y peligroso. Nuestro corazón no más grande que una nuez, lleva ya ocho meses latiendo, sin embargo en los primeros días de vida surge un pequeño problema. Existen dos orificios, uno en la aorta y otro en el mismo corazón, de hecho estas dos aberturas no son anomalías, son un vestigio de nuestra existencia antes de nacer, cuando la sangre circulaba a través de un sistema de vasos sanguíneos hasta la placenta, el cometido de estas cavidades era desviar la sangre de nuestros inactivos pulmones pero ahora que estos están a pleno rendimiento quedan selladas para siempre. Ahora el corazón funciona con normalidad, bombea la sangre a través de las decenas de miles de vasos sanguíneos.

El resto de nuestros órganos entran también en escena. El hígado realiza 500 funciones diferentes, desde generar el calor corporal hasta procesar las toxinas. La función de los riñones es mantener el nivel de agua en el organismo. El tracto digestivo a de limpiar sus conductos preparándose para ingerir su primer alimento. Nuestros intestinos están repletos de líquido amniótico digerido y células muertas, una sustancia viscosa como el alquitrán y un color negro verdoso llamada meconio, además es corrosivo. En algunos recién nacidos el meconio puede introducirse en los pulmones y dañar su delicada pleura, sin embargo, aquí en los intestinos resulta inofensivo y es evacuado en cuestión de horas. Las primeras ingestas de leche materna aceleran este proceso. Puede que ya haya superado el trauma de nacer, pero el problema de adaptarse a vivir fuera de la placenta no ha hecho nada más que empezar.

La infancia es un periodo de rápido crecimiento tanto por fuera como por dentro. Dentro de cada célula existe ese mismo motor extraordinario, una máquina que le indica a cada una de ellas como ha de crecer y qué funciones ha de llevar a cabo, es el ADN y es única en cada persona. El ADN es la impronta química de nuestra adversidad, las instrucciones que crea cada nuevo ser humano y que se harán patentes a lo largo de nuestra vida. El ADN no solo determina nuestro aspecto y forma de ser, también establece el devenir de nuestra existencia, decide cuando creceremos, cuando nos desarrollaremos, cuando envejeceremos y cuándo moriremos.

Pero nuestra vida también viene forjada por todo lo que nos rodea y por la gente por la que la compartimos.

La región del cerebro que regula la temperatura, el hipotálamo, aún no se ha desarrollado, nuestro cerebro de bebé está bajo presión, está realizando cien billones de cálculos simultáneos por segundo. Nuestro hipotálamo no puede abarcar la tarea extra de mantenernos también calientes. En ese momento corremos el riesgo de sufrir una hipotermia.

La mayoría aprendemos a hablar en nuestro primer año de vida pero a los dos años lo hacemos a una media de diez palabras por día. El área de broca, situada en la parte inferior del lóbulo frontal izquierdo del cerebro, involucrada en el procesamiento del lenguaje, esta zona nos permite elaborar frases y formar pensamientos complejos.

El proyecto vital diseñado por nuestro código genético incluye un retraso en nuestro desarrollo sexual para darnos tiempo suficiente para un determinado fin, aprender. Nos lleva más de una década adquirir los conocimientos necesarios para convertirnos en adultos y finalmente en padres, nuestra niñez está dedicada principalmente a aprender.

El paso de los años viene a ser desde el nivel celular una constante generación de células que llegan para poder reemplazar a las que les dieron vida.

Podremos reconocer a través de todo este pasaje interior:

La importancia que conlleva recibir la lactancia materna para fortalecer nuestro sistema inmunológico.

Cómo empieza nuestra pubertad.

La química de las emociones cuando conocemos a quien elegimos como nuestra pareja sexual y de vida.

La importancia de regular la cantidad de comida que ingerimos con el pasar de los años.

Quiénes son los que se encargan de metabolizar los azúcares y las grasas para conservar nuestra salud.

Y de la misma manera podremos darnos cuenta de qué es lo que ocurre en nuestro interior momentos antes de nuestra muerte y horas después de ésta.

Las células de los animales están constituidas por moléculas y orgánulos que utilizan el oxígeno atmosférico y los alimentos para producir energía química la cual es utilizada en todo el funcionamiento del cuerpo.

Estos organismos constituyen la perfección más genuina de la creación. Sin embargo, como es posible que ante tal perfección, se introduzca un virus o una bacteria dentro del cuerpo y sus sistemas de defensa no lo detecten. Más aun, como es posible que el sistema inmune esta creado para defender el cuerpo y más del 80 % de las enfermedades que se producen en el cuerpo humano, son enfermedades del sistema inmune. Entre las más destacadas: diabetes, esclerosis múltiple, leucemia, etc.

Veamos detenidamente en este viaje cuales son los mecanismos de defensas del cuerpo humano.

Las células además de su función de producir energía para los procesos fisiológicos del cuerpo, tiene como función defender al cuerpo a través de la información al sistema inmune de los factores que la atacan. Este proceso se produce a través de:

1. Detectar el ataque de patógenos, toxinas o células disfuncionales que afectan el buen funcionamiento celular.

2. Informar al sistema inmune de estas afectaciones, caracterizando todos los elementos de forma correcta.

3. Respuesta inmunológica a la afección celular

4. Reparar la zona afectada a través de la reproducción celular.

Pero como una célula detecta el ataque, cuales son los mecanismos de detección?

De centenares de glicanos que existen, se distinguen 8

carbohidratos vegetales llamados **gliconutrientes**, que no solamente son fuente de energía. Muchos científicos están estudiando aún sus principales aportaciones. Entre ellas está la creación de glicoproteínas necesarias para la **correcta comunicación celular**. Cuando hay comunicación hay estímulo eléctrico, hay reproducción celular, hay regeneración celular, hay motivos para vivir.

Actualmente, de los 8 sacáridos, sólo 2 existen en nuestras dietas, la glucosa y la galactosa.

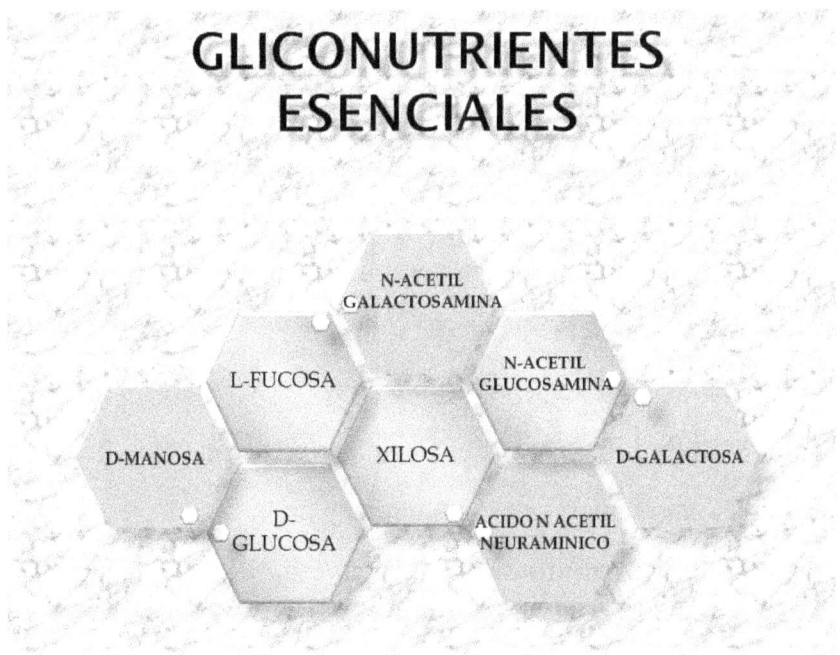

Los **8 gliconutrientes** o **sacáridos esenciales** son moléculas orgánicas de sabor dulce que son solubles en agua y penetran en las membranas celulares. Su definición:

Glucosa: Es la principal fuente y almacenamiento energético de la célula. Es el monosacárido más elemental para la vida, ya que es el combustible para la respiración celular y es esencial para el metabolismo. Durante la digestión se dirige directamente al torrente sanguíneo.

Galactosa: Es un monosacárido que se obtiene en el intestino y se convierte en glucosa en el hígado para crear energía. Gran parte de la galactosa proviene de la lactosa, la proteína de la leche.

Fucosa: Un monosacárido que se encuentra en la leche materna y en algunas algas.

Manosa: Desarrolla la comunicación celular y por lo tanto promueve la comunicación celular, fortalece contra agentes patógenos y potencia el sistema inmune.

Xilosa: Está envuelto en numerosas reacciones celulares, incluyendo la biosíntesis del Condroitín, dermatán y heparán sulfatos. Se encuentra en el páncreas y en el hígado.

N-Acetil Glucosamina: Forma parte de la reparación cartilaginosa y ósea.

N-Acetil Galactosamina: Desarrolla la comunicación intracelular y fortalece el sistema inmune.

Acido N-Acetil Neuraminico: Importante en el crecimiento y desarrollo del aprendizaje y del cerebro, modulador del sistema inmunológico y nervioso. Se ha encontrado en la leche materna.

Se ha descubierto que existen dos membranas en la célula, las cuales permiten la comunicación entre el interior y el exterior.

El paso de sustancias entre las membranas a través de los gliconutrientes (glicanos), requiere un **consumo energético**. Y dependiendo de la calidad energética de la nutrición, los brazos de las cadenas de azúcares que actúan como antenas receptoras, facilitarán el paso de los ácidos grasos, vitaminas y aminoácidos de manera correcta. Esto es lo que determinará la salud celular y de todo nuestro organismo.

Están observando que estas cadenas de azúcares, están implicadas en diversos fenómenos neurológicos, tales como la plasticidad sináptica funcional y morfológica durante el **aprendizaje** y la **memoria**.

Al centrarse en estas funciones neurológicas, se obtienen pistas para entender los mecanismos de acción de los gliconutrientes. Sobre todo en la capacidad que poseen las células del Sistema Nervioso para regenerarse y defenderse de los **cambios ambientales**, **emocionales** y **sociales**.

En la gráfica posterior, podemos observar la superficie de la célula, constituida por pequeños filamentos rojos llamados glyconutrientes, estas moléculas forman parte de los radares de las células, las cuales toman una imagen de los factores que la afectan y la guardan en una molécula llamada factor de transferencia, para su posterior información al sistema inmune.

RECEPTORES CELULARES

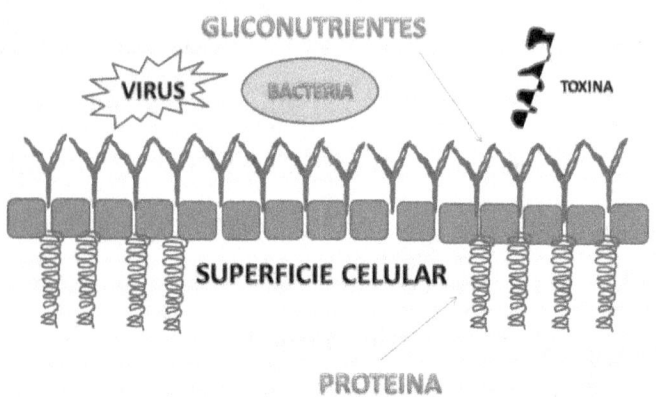

El factor de transferencia que son proteínas en forma de espiral, son las responsables de crear la memoria inmunológica de la célula. Estas moléculas nos las trasmiten nuestras madres a través de la leche materna en nuestra etapa de lactancia.

Es muy importante destacar que en la etapa de lactancia, la madre debe permanecer en un ambiente agradable, con buena alimentación y sentimientos constructivos, ya que está suministrando al nuevo bebe, todos los nuevos sistemas de defensa que ella creo en su vida.

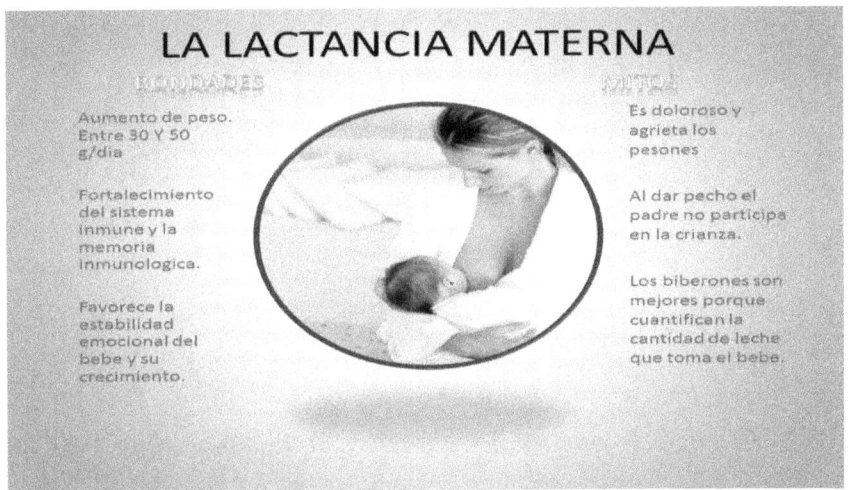

Hasta aquí hemos observado como la célula hace el proceso de DETECTAR los patógenos que la atacan, pero aun no queda claro cuál es el mecanismo que utiliza para enviar esta información a las demás células y de allí al sistema inmune.

Para comprender estos procesos nos introducimos en un mundo desconocido. LAS MITOCONDRIAS.

El negocio que no hace otra cosa más que dinero, es un

negocio pobre.

CAPITULO III
LAS MITOCONDRIAS

La científica estadounidense Lynn Margulis, junto con otros científicos, recuperó en torno a 1980 una antigua hipótesis, reformulándola como teoría endosimbiótica. Según esta versión actualizada, hace unos 1.500 millones de años, una célula procariota capaz de obtener energía de los nutrientes orgánicos empleando el oxígeno molecular como oxidante, se fusionó en un momento de la evolución con otra célula procariota eucariota primitiva al ser fagocitada sin ser inmediatamente digerida, un fenómeno frecuentemente observado.

De esta manera se produjo una simbiosis permanente entre ambos tipos de seres: la procariota fagocitada proporcionaba energía, especialmente en forma de ATP y la célula hospedadora ofrecía un medio estable y rico en nutrientes a la otra. Este mutuo beneficio hizo que la célula invasora llegara a formar parte del organismo mayor, acabando por convertirse en parte de ella: la mitocondria. Otro factor que apoya esta teoría es que las bacterias y las mitocondrias tienen mucho en común, tales como el tamaño, la estructura, componentes de su membrana y la forma en que producen energía, etc.

Esta hipótesis tiene entre sus fundamentos la evidencia de que las mitocondrias poseen su propio <u>ADN</u> y están recubiertas por su propia membrana. Otra evidencia que sostiene esta hipótesis es que el código genético del ADN mitocondrial no suele ser el mismo que el código genético del ADN nuclear. Sin embargo, 1,2 mil millones de años más tarde, después de reorganizaciones genómicas y reordenamientos alternativos, se lograron una disposición celular en la que el compartimento mitocondrial se especializó en la generación de energía, mientras que el compartimiento nuclear y citosólico se polarizó hacia la estructura funcional. Este acuerdo final fue el punto de partida para fomentar la evolución en las plantas superiores y reino animal, incluido el hombre. A lo largo de la historia común la mayor parte de los genes mitocondriales han sido transferidos al núcleo, de tal manera que la mitocondria no es viable fuera de la célula hospedadora y ésta no suele serlo sin mitocondrias.

La mitocondria tiene una membrana externa que encierra toda la estructura, y una membrana interna plegada que encierra una matriz, proyectando numerosos pliegues de placa delgada en forma de crestas. Entre las dos membranas hay un espacio inter membrana laberíntico. Cada mitocondria también tiene de 5 a 10 moléculas circulares de ADN mitocondrial que están replicados y heredan independientemente del genoma de la célula.

La principal función de las mitocondrias es la oxidación de metabolitos (ciclo de Krebs, beta-oxidación de ácidos grasos) y la obtención de ATP mediante la fosforilación oxidativa, que es dependiente de la cadena transportadora de electrones; el ATP producido en la mitocondria supone un porcentaje muy alto del ATP sintetizado por la célula. También sirve de almacén de sustancias como iones, agua y algunas partículas como restos de virus y proteínas.

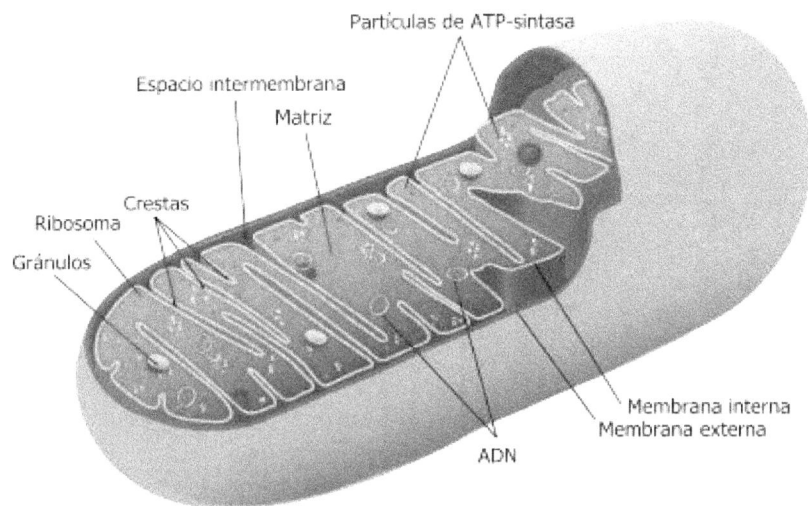

La molécula de ATP está constituida por tres radicales de fosfatos, unidos en una cadena de gran energía, cada vez que se elimina un ion fosfato, se libera una energía, que es igual a la energía que los mantiene unidas.

Ion fosfato + energia $\Longrightarrow$

El proceso de liberación de un fosfato forma la ADP o adenosina difostato.

Adenosina difosfato

El proceso que efectúa una ATPasa sobre una molécula de ATP es llamado también <u>desfosforilación</u> ya que se pierde un grupo fosfato de la molécula de ATP. Esta desfosforilación libera energía, que la enzima aprovecha para impulsar otras reacciones químicas que, de otro modo, no se podrían producir. Este proceso es ampliamente usado en todas las formas de vida conocidas. Algunas de esas proteínas son proteínas integrales de membrana (ancladas a la membrana plasmática) y los solutos se mueven a través de la membrana, típicamente contra su gradiente de concentración.

El ADN mitocondrial humano contiene información genética para 13 proteínas mitocondriales y algunos ARN; no obstante, la mayoría de las proteínas de las mitocondrias proceden de genes localizados en el ADN del núcleo celular y que son sintetizadas por ribosomas libres del citosol y luego importadas por el organelo. Se han descrito más de 150 enfermedades mitocondriales, como la enfermedad de Luft o la neuropatía óptica hereditaria de Leber. Tanto las mutaciones del ADN mitocondrial, como del ADN nuclear dan lugar a enfermedades genéticas mitocondriales, que originan un mal funcionamiento de procesos que se desarrollan en las mitocondrias, como alteraciones de enzimas, ARN, componentes de la cadena de transporte de electrones y sistemas de transporte de la membrana interna; muchas de ellas afectan al músculo esquelético y al sistema nervioso central.

El ADN mitocondrial puede dañarse con los **radicales libres** formados en la mitocondria; así, enfermedades degenerativas relacionadas con el envejecimiento, como la enfermedad de Parkinson, la enfermedad de Alzheimer y las cardiopatías pueden tener relaciones con lesiones mitocondriales.

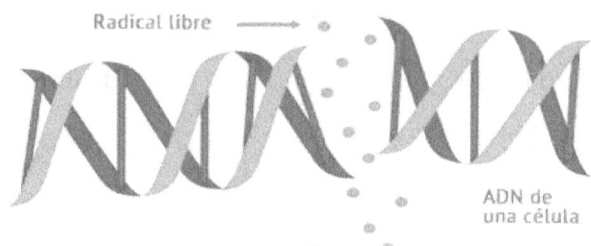

Representación de un ataque de radicales libres

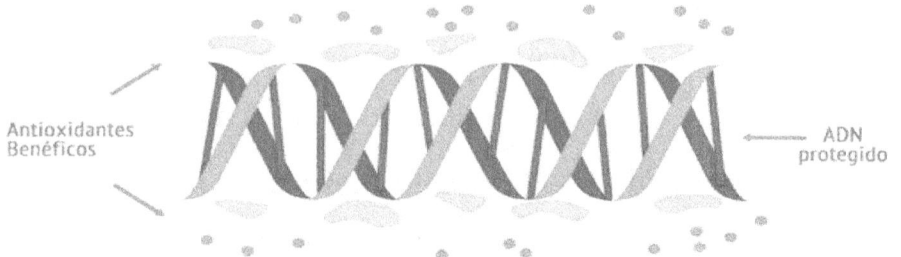

Representación de protección de Antioxidantes
de un ataque de radicales libres

Veamos un ejemplo de la importancia de la eficiencia mitocondrial:

Las científicas Mary Herbert y Meenakshi Choudhary, de la Universidad de Newcastle (Reino Unido), ya experimentan con ovocitos humanos la técnica de reproducción asistida que usa el ADN de tres personas, aunque precisaron que es pronto para realizar ensayos con mujeres.

El equipo del que forman parte Herbert y Choudhary tiene permiso de las autoridades británicas para completar sus experimentos en ratones y primates con óvulos humanos aplicando la citada técnica, que se investiga para prevenir la transmisión de enfermedades relacionadas con el ADN de la mitocondria.

Este tipo de enfermedades, que pasan de madre a hijo, puede producir daños cerebrales, pérdida de masa muscular, fallo cardíaco y ceguera, entre otros problemas médicos.

Las mitocondrias son partes constitutivas de las células del organismo, cuya función es la de generar la energía necesaria para mantener la vida y correcta función de los órganos.

El número de mitocondrias de una célula depende de la función de esta. Las células con demanda de energía particularmente elevadas, como las musculares, tienen más mitocondrias que otras.

Según las científicas, la técnica aprobada por la Cámara de los Comunes británica consiste en fertilizar dos óvulos de dos mujeres -uno de la madre y otro de una donante con mitocondrias sanas- con el esperma del padre para crear dos embriones.

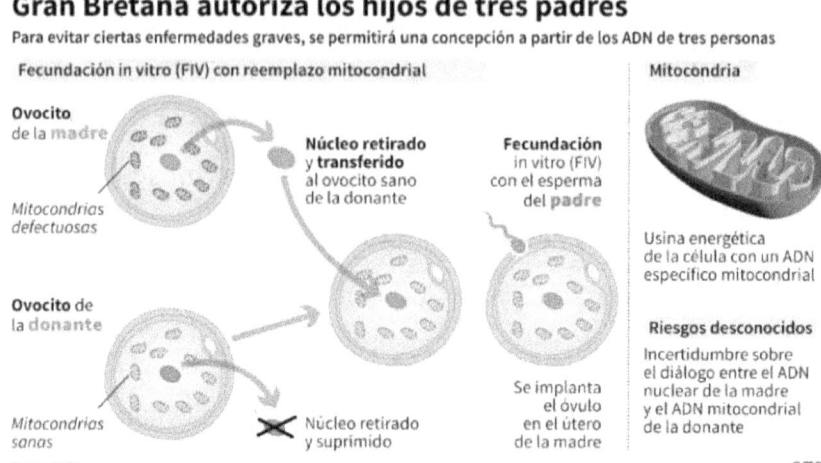

Gran Bretaña autoriza los hijos de tres padres

Para evitar ciertas enfermedades graves, se permitirá una concepción a partir de los ADN de tres personas

Fecundación in vitro (FIV) con reemplazo mitocondrial

Mitocondria

Ovocito
de la madre

Mitocondrias
defectuosas

Núcleo retirado
y transferido
al ovocito sano
de la donante

Fecundación
in vitro (FIV)
con el esperma
del padre

Usina energética
de la célula con un ADN
específico mitocondrial

Ovocito de
la donante

Mitocondrias
sanas

Núcleo retirado
y suprimido

Se implanta
el óvulo
en el útero
de la madre

Riesgos desconocidos

Incertidumbre sobre
el diálogo entre el ADN
nuclear de la madre
y el ADN mitocondrial
de la donante

Fuente: HFEA

AFP

Así, se retiran los núcleos de los dos embriones -que contienen información genética- y sólo se conserva el de los padres, mientras que se destruye el núcleo del embrión de la donante. Después, al embrión de la mujer donante se le coloca el núcleo del de los padres, dando paso a la creación de un embrión con mitocondrias sanas, que se implanta en el útero de la madre.

Científicos australianos han descifrado un mecanismo clave que podría explicar la transmisión de la obesidad de madre a hijo y las dificultades que tiene una mujer obesa para quedarse embarazada, según describen en un estudio que publica la revista Development. Las mujeres obesas tienen tendencia al aborto espontáneo. La investigación liderada por la bióloga genética Rebecca Robker explica que las madres obesas transmiten problemas metabólicos a sus bebés a través de los cambios mitocondriales de sus óvulos que ocurren mucho antes de que se realice la concepción. Antes, la científica había observado que las mujeres obesas no respondían bien a los tratamientos de fertilidad y que tenían una tendencia al aborto espontáneo, al margen de que concibieran o no de forma natural. En el nuevo trabajo, los investigadores hallaron que los óvulos de los ratones de laboratorio con problemas de obesidad se diferenciaban en algunos aspectos de los de sus pares delgados. Uno de ellos se observó en las mitocondrias, que producen la energía que se necesita para la actividad celular, y que en el caso de los ejemplares con sobrepeso estaban dañadas, eran disfuncionales o había menos de las que debía. Además hallaron una menor cantidad de ADN mitocondrial en los embriones de los ratones de laboratorio obesos en una gran gama de tejidos, entre ellos los del corazón, el hígado, los músculos y los riñones, incluso cuando estos embriones fueron trasplantados en el vientre de un ratón delgado. Los científicos de la Universidad de Adelaida también lograron revertir el daño en los óvulos de los ratones de laboratorio a través de medicamentos que redujeron el estrés celular, lo que abre la posibilidad de que se pueda crear un tratamiento para las mujeres obesas.

En las fotos de abajo se pueden observar espermatozoides y ovulo con análisis fluorescente, donde se distinguen las zonas donde se encuentran las mitocondrias en estas células. Pero primero definamos a cada uno:

Ovulo: Célula reproductora femenina que se forma en el ovario de las hembras de los mamíferos y que una vez

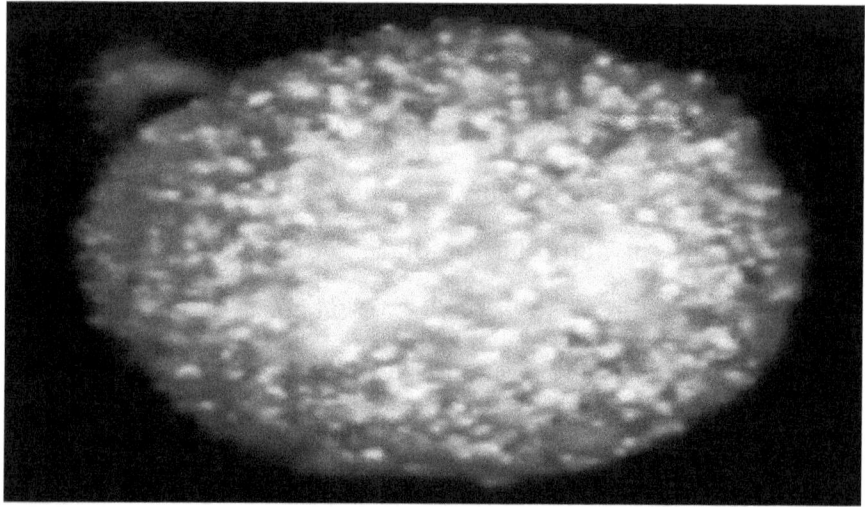

fecundada por el espermatozoide da origen al embrión; en la especie humana, es una célula redonda de 0,1 milímetros de diámetro.

Espermatozoide: Un espermatozoide es una célula haploide que constituye el gameto masculino. Es una de las células más diferenciadas, y su función es la formación de un cigoto totipotente al fusionarse su núcleo con el del gameto femenino, fenómeno que dará lugar, posteriormente, al embrión y al feto.

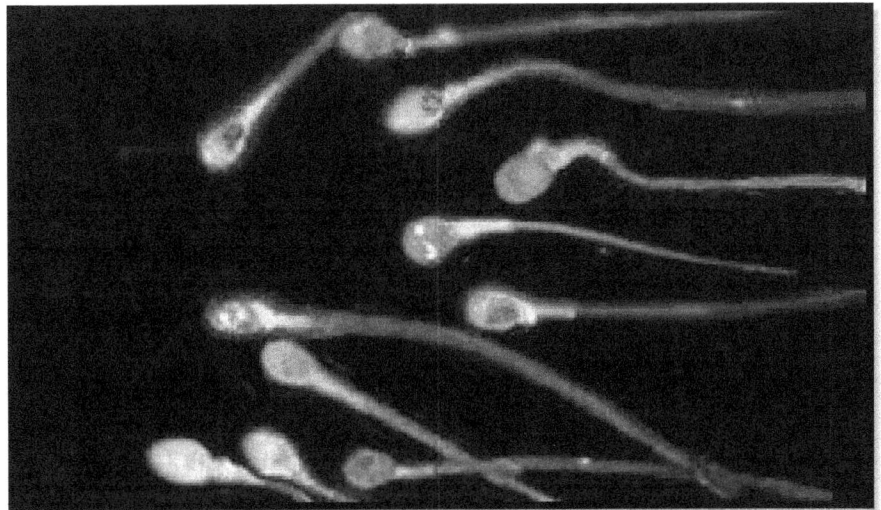

Cada ovulo tiene aproximadamente 100 000 mitocondrias mientras que cada espermatozoide tiene de 1 a 2 mitocondrias, de ahí la brillantez en las imágenes. La eficiencia mitocondrial del nuevo ser lo aporta en un 99% la madre, mientras que la herencia genética se aporta por ambas partes.

Desde el momento en el que se concibe un hijo, **queda definida su herencia genética**. El color de sus ojos, de su pelo, su altura, todo, absolutamente todo queda definido gracias a la aportación cromosómica, esas estructuras químicas donde se contienen las informaciones e instrucciones necesarias para que el niño se desarrolle.

Dentro de los cromosomas se encuentran los genes, éstos se encargan de la transmisión de los caracteres hereditarios que marcarán al futuro niño. Todas las células del organismo poseen 46 cromosomas que a su vez se agrupan en pares, a diferencia de los espermatozoides y los óvulos que solamente contienen 23 cromosomas. La unión de ambos forma los 46 cromosomas, es una aportación equitativa por parte de la pareja, cada uno aporta justamente la mitad.

El futuro bebé será irrepetible, la unión genética proporcionada por óvulo y espermatozoide permite que el futuro niño sea único y genuino. Claro que en toda regla siempre existe la excepción, es el caso de los gemelos monocigóticos, gemelos que son genéticamente iguales.

Es dentro y no fuera de nosotros donde hace buen o mal tiempo.

CAPITULO IV
LOS PROCESOS METABOLICOS

Los procesos metabólicos se producen en las mitocondrias, donde llega la glucosa en presencia de oxígeno a través de la sangre y se produce un proceso de combustión donde se produce energía en forma de moléculas de ATP y se desprenden residuos como agua y dióxido de carbono.

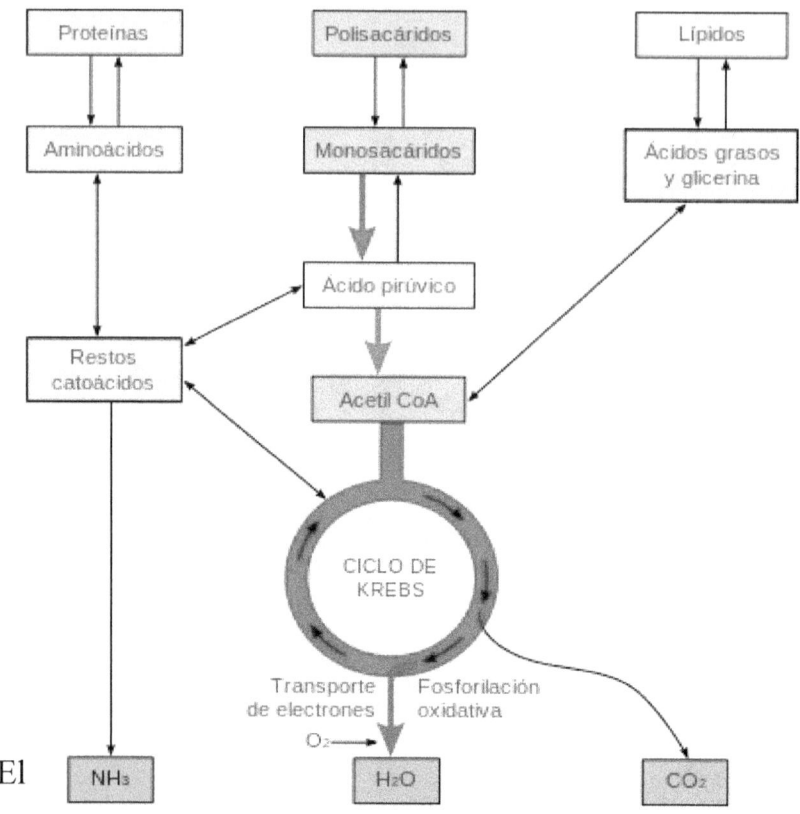

El

metabolismo —del griego μεταβολή (metabole), que significa cambio, más el sufijo -ισμός (-ismo), que significa cualidad, sistema, o sea la cualidad que tienen los seres vivos de cambiar químicamente la naturaleza de ciertas sustancias.

1. Es el conjunto de reacciones bioquímicas y procesos fisicoquímicos que ocurren en una célula y en el organismo.

2. Estos complejos procesos interrelacionados son la base de la vida, a escala molecular, y permiten las diversas actividades de las células: crecer, reproducirse, mantener sus

estructuras y responder a estímulos, entre otras actividades.

La economía que la actividad celular impone sobre sus recursos obliga a organizar estrictamente las reacciones químicas del metabolismo en vías o rutas metabólicas en las que un compuesto químico (sustrato) es transformado en otro (producto) y este a su vez funciona como sustrato para generar otro producto, en una secuencia de reacciones en las que intervienen diferentes enzimas (por lo general una para cada sustrato-reacción). Las enzimas son cruciales en el metabolismo porque agilizan las reacciones fisicoquímicas al convertir posibles reacciones termodinámicas deseadas pero "no favorables", mediante un acoplamiento, en reacciones favorables. Las enzimas también se comportan como factores reguladores de las vías metabólicas —de las que modifican la funcionalidad, y por ende la actividad completa— en respuesta al ambiente y a las necesidades de la célula o según señales de otras células.

Este aspecto es muy importante en los procesos metabólicos, ya que si a la hora de alimentar nuestro cuerpo, mezclamos diferentes tipos de alimentos, el proceso enzimático para su procesamiento necesitaría de igual forma, de diferentes tipos de enzimas para catalizar o acelerar la eficiencia del sistema metabólico.

Digestión

Dado que las macromoléculas como el almidón, la celulosa o las proteínas no pueden ser captadas en forma automática por las células deben ser degradadas en unidades más simples antes de ser usadas en el metabolismo celular. Entre las numerosas enzimas que digieren esos polímeros figuran la peptidasa que digiere proteínas en aminoácidos, este proceso de desarrolla en el estómago, las glicosil hidrolasas que digieren polisacáridos en disacáridos y monosacáridos, proceso que se desarrolla en la boca y las lipasas que digieren los triglicéridos en ácidos grasos y glicerol.

Los microbios simplemente secretan enzimas digestivas en sus alrededores mientras que en los animales esas enzimas son secretadas en el aparato digestivo desde células especializadas. Los aminoácidos, los monosacáridos y los triglicéridos liberados por esas enzimas extracelulares son absorbidos por las células mediante proteínas específicas de transporte.

Las enzimas y la digestión

Enzima	Actúa sobre	Proporciona	Se produce en	Condiciones para que actúe
Ptialina	Almidones	Mono y disacáridos	Glándulas salivares	Medio ligeramente alcalino
Amilasa	Almidones	Glucosa	Estómago y páncreas	Medio ligeramente ácido
Pepsina	Proteínas	Péptidos y aminoácidos	Estómago	Medio muy ácido
Lipasa	Grasas	Ácidos grasos	Páncreas e intestino	Medio alcalino + sales biliares
Lactasa	Lactosa de la leche	Glucosa y galactosa	Intestino	Medio ácido

La mayor parte de las estructuras constitutivas de los animales, las plantas y los microbios pertenecen a alguno de los siguientes tres tipos de moléculas básicas: aminoácidos, glúcidos o lípidos (también denominados grasas). Como esas moléculas son esenciales para la vida, el metabolismo se centra en sintetizarlas, en la construcción de células y tejidos o en degradarlas y utilizarlas como recurso energético en la digestión. Muchas biomoléculas pueden interaccionar para crear polímeros como el ácido desoxirribonucleico (ADN) y las proteínas. Esas macromoléculas son esenciales en los organismos vivos.

Los aminoácidos y proteínas

Las proteínas están compuestas por los aminoácidos, dispuestos en una cadena lineal y unidos por enlaces peptídicos. Las enzimas son proteínas que catalizan las reacciones químicas en el metabolismo. Otras proteínas cumplen funciones estructurales o mecánicas, como las proteínas del citoesqueleto, que configuran un sistema de andamiaje para mantener la forma de la célula. Las proteínas también son partícipes de la comunicación celular, la respuesta inmunitaria, la adhesión celular y el ciclo celular.

Los lípidos o grasas. Los lípidos son las biomoléculas que presentan más biodiversidad. Su función estructural básica consiste en formar parte de membranas biológicas como la membrana celular o bien en servir como recurso energético. Normalmente se los define como moléculas hidrofóbicas o anfipáticas, que se disuelven en solventes orgánicos como la bencina o el cloroformo.

Glicerol	Ácidos Grasos	Triglicéridos

$$H_2\text{--}C\text{--}OH$$
$$H\text{--}C\text{--}OH$$
$$H_2\text{--}C\text{--}OH$$

$$+$$

$$OH\text{--}\overset{O}{C}\text{--}R1$$
$$OH\text{--}\overset{O}{C}\text{--}R2$$
$$OH\text{--}\overset{O}{C}\text{--}R3$$

$$\rightarrow \leftarrow$$

$$H_2\text{--}C\text{--}O\text{--}\overset{O}{C}\text{--}R1$$
$$H\text{--}C\text{--}O\text{--}\overset{O}{C}\text{--}R2$$
$$H_2\text{--}C\text{--}O\text{--}\overset{O}{C}\text{--}R3$$

Las grasas forman un grupo de compuestos que incluyen ácidos grasos y glicerol; la unión de una molécula de glicerol a tres ácidos grasos éster da lugar a una molécula de triglicérido. Esta estructura básica puede presentar variaciones que incluyen cadenas laterales como la esfingosina de los esfingolípidos y grupos hidrofílicos como los grupos fosfato en los fosfolípidos. Otra clase mayor de lípidos sintetizados en las células es la de esteroides como el colesterol.

Carbohidratos

Los carbohidratos son aldehídos o cetonas con grupos hidroxilo que pueden existir como cadenas o anillos. Son las moléculas biológicas más abundantes y desempeñan varios papeles en la célula; algunos actúan como moléculas de almacenamiento de energía (almidón y glucógeno) o como componentes estructurales (celulosa en las plantas, quitina en los animales). Los carbohidratos básicos se denominan monosacáridos e incluyen galactosa, fructosa y el más importante, la glucosa. Los monosacáridos pueden sintetizarse y formar polisacáridos.

$$
\begin{array}{c}
CHO \\
H\text{---}OH \\
HO\text{---}H \\
H\text{---}OH \\
H\text{---}OH \\
CH_2OH
\end{array}
$$

Estructura de la glucosa

Para poder entender mejor el proceso metabólico, debemos analizar en el próximo capítulo **La Alimentación**, la manera que ingerimos los alimentos puede ser un factor muy importante en el correcto y eficiente proceso metabólico así como de los residuos que la célula expulsa como resultado del metabolismo.

"Debes recordar que eres totalmente capaz de decidir tu propio destino. La pregunta que enfrentas es… Que camino vas a elegir?"

CAPITULO V
ALIMENTACION

La nutrición es la base de la propia existencia. Todos los sistemas vivos necesitan de los alimentos y sus nutrimentos contenidos para poder garantizar funciones vitales. El metabolismo es la función biológica más importante, fuera de la cual no se puede hablar de existencia de vida. La alimentación, la nutrición y el metabolismo representan los pilares de una vida sana. Todas las enfermedades tienen un componente metabólico, por lo que son susceptibles de modificaciones beneficiosas o perjudiciales por medio de manipulaciones alimentarias y nutricionales. Estos elementos el médico práctico no las domina, por lo que no puede aplicarlas para mejorar sus resultados. Recomendamos la enseñanza de la ciencia de la alimentación y nutrición en toda su integralidad dentro del proceso salud – enfermedad.

En esencia, todos los sistemas vivos utilizan los mismos glúcidos, lípidos, aminoácidos y los mismos nucleótidos para construir sus macromoléculas específicas y satisfacer sus necesidades metabólicas. Los ciclos metabólicos de los seres vivos siguen las mismas etapas, o comprenden reacciones alternativas que llevan a productos similares. Estos principios son válidos igualmente para organismos como virus, protozoarios, nematodos, vertebrados, mamíferos y el propio hombre.

La célula es la unidad estructural y funcional de los sistemas biológicos. Ella presenta la característica más importante de la materia viva: la capacidad de auto reproducción; y esta operación requiere de un suministro continuo y sustentable de energía metabólica y un entorno cuidadosamente controlado.

De esa manera el organismo es un conglomerado de células que realizan funciones, viven juntas y actúan recíprocamente entre sí, siempre que el organismo se mantenga en estado de salud.

¿Por qué Hipócrates, padre de la medicina, dijo... "Que la comida sea tu alimento y el alimento tu medicina?"

Cuando observamos cada una de las especies animales que existen en la naturaleza y analizamos su dieta, llegamos a la conclusión que la única especie que mezcla grandes cantidades de alimentos y de diferentes categorías somos los humanos. Las demás especies animales las que comen carne, comen carne, las que comen vegetales, comen vegetales y las que comen semillas pues comen semillas. Muy rara vez podrás ver que mezclan tipos de alimentos, solo veras los carnívoros comiendo yerbas, para sanar el cuerpo o para resolver problemas digestivos.

Los procesos metabólicos en las células, tienen las mismas reacciones químicas que las que se producen en los motores de combustión interna. No creo que los creadores de estos motores, tenían conocimientos de los mecanismos celulares y el metabolismo celular. Ambos procesos tienen el mismo objetivo: producir energía.

Pero se le ha ocurrido alguna vez, añadirle a su auto el combustible inadecuado? Si tiene un auto que usa gasolina, se le ocurriría añadirle diésel? Seguramente que no, y si se le ocurrió. Seguramente no llego muy lejos de la bomba de gasolina.

Sin embargo, a nuestro organismo le estamos cambiando

contantemente los combustibles, los mezclamos y más aún, lo desbordamos de las capacidades de almacenamiento. Y en este último aspecto quiero que hagamos una reflexión: El estómago humano funciona como una olla de presión. Necesita para su buen funcionamiento una correcta distribución de los alimentos y una temperatura adecuada.

Distribución de los alimentos en el estómago: un tercio de alimentos sólidos, un tercio de líquidos y 1 tercio de espacio para gases de digestión.

Se le ocurriría llenar una olla de presión de frijoles y agua hasta el borde? Respóndase usted mismo los resultados.

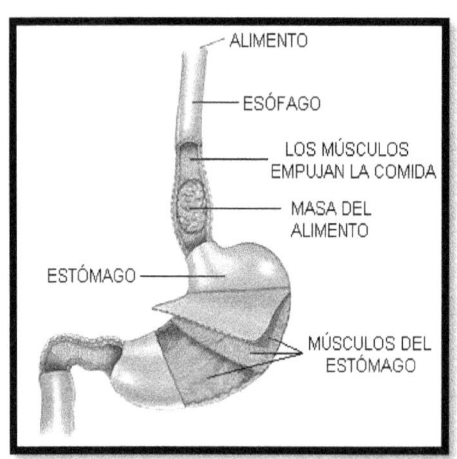 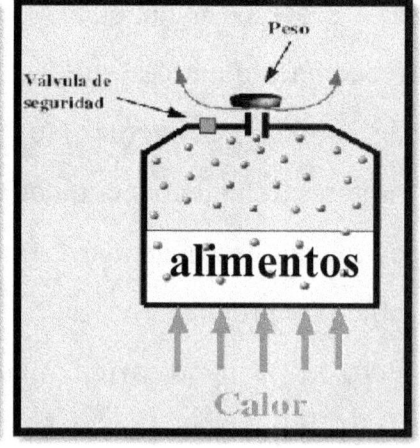

Debemos tener en cuenta que los órganos del sistema digestivo, el esófago, estómago e intestinos, tienen la propiedad de hacer peristalsis, lo que permite que los alimentos y desechos se estén moviendo contantemente para favorecer el proceso de digestión y de expulsión de desechos.

Retomemos el tema de la digestión. Según la tabla LAS ENZIMAS Y LA DIGESTION que mostramos en el capítulo anterior, las enzimas necesarias para el procesamiento de los carbohidratos están en la boca, las cuales se suministran junto a la saliva.

Ha probado masticar un pedazo de carne y un pedazo de pan por separado en la boca? Haga la prueba y comprobara que el pan a muy poco tiempo estará convertido en una pasta, sin embargo la carne por mucho que la mastique, podrá desmenuzarla con la dentadura, pero no lograra que se haga un bolo digestivo y se destruya.

Por tal motivo debemos tener en cuenta que la mezcla de los alimentos inhibe el procesamiento de algunos de ellos, porque nuestro cuerpo no está preparado para suministrar toda la mezcla de enzimas necesarias para procesar carbohidratos y proteínas a la vez.

¿Pero qué son las enzimas? El cocinado puede destruirte del 40 al 80 % de las proteínas aprovechables en la mayor parte de los alimentos, pero a esto hay que sumar que la mayor parte de los alimentos cocinados penetran en el estómago a temperaturas de más de 40° C, y este calor destruye algunas de las enzimas gástricas necesarias para la digestión. Por si fuera poco, los líquidos ingeridos en una comida retrasan también la digestión de las proteínas, reduciendo la concentración de jugos gástricos. El hecho de servir alimentos proteínicos en la misma comida acompañados de otros alimentos incompatibles como grasas, dulces, almidones o féculas, inhibe todavía más la digestión a causa de que cada uno de estos alimentos necesita diferentes jugos gástricos y enzimas para su asimilación. Cuando se ha ingerido una gran cantidad de alimentos en una comida, muchos de estos no son digeridos sino que se descomponen en el interior del tubo digestivo...La "leucocitosis" digestiva (el aumento excesivo de corpúsculos blancos en la sangre) es la mayor prueba de que solo el alimento crudo es perfecto para el ser humano.

Kouchakoff demostró que el alimento crudo, en su forma natural, no cocinado no origina leucocitosis y que el alimento cocinado es la causa del excesivo aumento de glóbulos blancos en la sangre.

El Dr. Bircher Benner escribió a propósito de las enzimas: "Conocemos casos de enfermos aquejados de una incapacidad digestiva tan radical que de no ser alimentados intravenosamente estaban condenados a la inanición, y que han podido salvarse nutriéndose gracias a un régimen de alimentos crudos triturados y sus jugos, que casi se digerían por sí mismos, hasta el punto de ser absorbidos y utilizados fácilmente. Como el régimen crudo contribuye al mismo tiempo a la regeneración de las mucosas y las glándulas digestivas, esos enfermos han podido encontrar su salud sin apenas otro tipo de intervención."

Las enzimas de los alimentos crudos, por ser muy ávidas de oxígeno, lo absorben en el canal intestinal, creando así un medio anaerobio esencial para la prosperidad de una flora intestinal simbiótica y sana. Por otro lado la instauración de la bacteria, favorecida por los comestibles cocinados, ocasiona numerosos trastornos, pues, por ejemplo, las bacterias patológicas consumen para sus propias necesidades hasta más de treinta veces las calorías que necesitan las bacterias simbióticas.

Son demasiado numerosos los experimentos que demuestran que la cocción de nuestros alimentos destruye el verdadero valor nutricional de éstos y luego destruye al que los consume como para cerrar los ojos ante la realidad: incluso se ha intentado criar terneros con solo leche pasteurizada y fue un desastre total, puesto que los animales se volvían anémicos muy rápidamente, mientras que los otros terneros testigos se encontraban de maravilla con leche cruda del mismo origen.

El Dr. O. Stiner y otros investigadores en Estados Unidos alimentando exclusivamente con alimentos cocidos o refinados obtuvieron en conejillos dientes tan blandos que pudieron ser cortados con tijeras, como asimismo varias enfermedades mortales y hasta degeneraciones cancerosas.

Podríamos seguir citando cientos de estos horribles y monstruosos experimentos, pero creo que éstos serán suficientes. Sólo quiero que no creas que tú puedes ser distinto a esos inocentes animales y en consecuencia puedas escapar a los efectos de una mala dieta. Estos resultados se han obtenido igualmente en el ser humano.

Las temperaturas críticas a las cuales el alimento se convierte en "patológico", produciendo síntomas de leucocitósis, varían de un alimento a otro. por ejemplo, las zanahorias a 95° C; las patatas a 92° C; e inclusive el agua calentada sobre los 86° C.

Pero lo más importante es que Kouchakoff halló que una dieta de predominio en alimentos crudos compensaba los efectos adversos de pequeñas cantidades de alimentos cocinados, de tal manera que no producen la leucocitósis. La mayoría de las personas pueden tolerar una dieta a base de un 80 por ciento de alimentos crudos naturales con un 20 por ciento de alimentos cocinados, en forma de tubérculos al horno, pan dextrinado y cereales, etc., aunque con fines curativos y regenerativos es necesario e ineludible adoptar una dieta totalmente crudívora el tiempo que sea necesario.

Proceso digestivo

El proceso por el cual el organismo animal obtiene la energía química y los componentes que necesita constan de tres etapas consecutivas:

1. La ingestión o ingreso de alimentos

2. La digestión o tratamiento químico y mecánico del alimento hasta obtener compuestos solubles que ya puedan ser absorbidos y transportados hasta las células y, por último

3. La utilización de los nutrientes por parte de las células a través del proceso metabólico. Al final, la célula vierte al sistema circulatorio los productos de desecho de su actividad metabólica.

En los animales superiores, el alimento es tratado a lo largo del tubo digestivo, que comienza en la boca, zona de incorporación del alimento al cuerpo. El proceso de digestión comienza a realizarse en la boca, sigue en el estómago o estructuras semejantes e intestino. Los productos residuales se expulsan por el extremo final del tubo o ano. A nivel del intestino se absorbe el alimento, que pasa al sistema circulatorio, el cual lo traslada directamente hasta los tejidos.

El aprovechamiento de los alimentos supone la combustión de parte de ellos en el interior del organismo, con aporte de oxígeno que se incorpora a través del sistema respiratorio y circulatorio. En este proceso de combustión lenta **se produce energía que el organismo** utiliza para realizar todas sus funciones y actividades. Durante este proceso se producen sustancias de desecho como el dióxido de carbono, urea, entre otros; que son eliminados por la respiración y orina.

Todos estos eventos se ven favorecidos por dos etapas fundamentales en el proceso de digestión como son los de tipo mecánicos y químico. El primero es realizado por la dentadura y la musculatura de las paredes del tubo digestivo, especialmente el estómago; y el segundo por las enzimas que son vertidas a lo largo del mismo, para poder degradar el alimento con el fin de que se produzcan sustancias solubles que luego serán transportados a los tejidos del cuerpo para favorecer todas las actividades metabólicas, producción de energía, reparación de tejidos y crecimiento y desarrollo normal de nuestro organismo.

Muchas investigaciones han demostrado la eficiencia en la digestión si mezclamos adecuadamente los alimentos.

La **dieta combinada** fue creada por el **Dr. William Howard en 1911** y tuvo gran popularidad en los años treinta. Howard **estaba convencido que existe una causa subyacente de los problemas de salud con un estado químico incorrecto del cuerpo provocado por la mala combinación de los**

alimentos. Así, en una serie de libros comenzó a recomendar que los almidones deban consumirse de forma separada a las proteínas y que las frutas tampoco deban mezclarse con estos dos alimentos (almidones y proteínas).

Una manera más de aprender a combinar los alimentos es a través de una división por grupos de los alimentos que propone el mismo autor:

Grupo A: **Proteínas.** Carnes, aves, queso, huevos, pescado, soya, yogurt .

Grupo B: **Productos neutrales.** Verduras, alimentos verdes, ensaladas, frutos secos, hierbas, aceite de oliva crudo.

Grupo C: **Carbohidratos y almidones.** Galletas, pan, pasteles, avena, pastas, papa, arroz, azúcares, miel y dulces.

¿Cómo combinarlos?

+ Puedes mezclar cualquier alimento del grupo A con productos del grupo B.

+ Se puede combinar los alimentos del grupo C con los del grupo B.

+ No mezclar alimentos del grupo A con los del grupo C.

Otras consideraciones

+ **Consumir dulce y salado a la vez anula el control del apetito** debido a un fenómeno llamado saciedad sensorial específica.

+ Ten cuidado con los jugos. Los jugos vegetales frescos son permitidos si se consumen con moderación, lo que significa que no debes de tomar más de un vaso tres o cuatro días a la semana.

+ La fruta de preferencia deben consumirse por separado y dejar pasar un poco de tiempo para comer algún otro alimento.

- Los ácidos y las grasas con proteínas tampoco es buena mezcla.

- Los postres después de las comidas no son buenos, prefiérelos en la merienda.

Algunas recomendaciones sobre la alimentación

• Nuestro estómago está hecho para digerir un solo alimento cocinado a la vez. Un alimento cocinado es aquel que ha pasado por alguna forma de calentamiento, ya sea la sopa, la carne, los guisos, **las frutas** o las **verduras** calentadas.

• Lo ideal es que combines siempre un platillo cocinado (una comida sólida) con alguna ensalada (comida líquida, sin cocinar). Hay que tomar en cuenta que las **verduras** cocidas cuentan como comida cocinada.

• La combinación de **proteínas** y carbohidratos es incompatible. Para descomponerse en el estómago, cada una requiere de jugos gástricos ácidos y alcalinos respectivamente. Si tú mezclas a la hora de comer **proteínas** y carbohidratos, el estómago segrega jugos gástricos tanto ácidos y alcalinos: la consecuencia es que al mezclarse, los jugos se neutralizan. Es entonces que a tu estómago le cuesta muchísimo digerir el alimento, de hecho muchas veces no puede hacerlo, y esto es lo que te provoca la indigestión o la acidez estomacal.

• Cuando mezclas proteínas y carbohidratos en una misma comida, el alimento pasa horas sin poderse digerir en tu **estómago**, y es aquí donde comienza a ocurrir el proceso de descomposición del alimento, entonces se comienzan a producir toxinas, gases, mal aliento, etc.

• La mezcla anterior ocasiona además que de hecho, aunque no hayas consumido alcohol, la misma fermentación del alimento lo produce, y si no consumes alcohol por no dañar al hígado, un descuido en tu digestión lo puede estar haciendo.

• Durante nuestra dieta hay muchos ejemplos comunes de esta combinación (carbohidratos y proteínas): pastas (carbohidratos) y queso u hongos (proteínas), carne (proteína) y papás o **aceitunas**, leche (proteína) y pastas, pan, frutas, etc.

• La combinación de dos carbohidratos en una misma comida no es tan perjudicial como la de dos proteínas en una misma comida.

• Hay que recordar que todo lo que se cocina o calienta es un alimento sólido, por lo tanto, si las verduras están cocinadas, cuentan como alimento cocinado.

• La teoría que propone que en una comida se mezclen todos los grupos alimenticios es incorrecta.

• La fruta es muy recomendable consumirla sola, sin mezclarla con ningún otro alimento. La razón es que el azúcar natural de la fruta fermenta cualquier alimento en el estómago.

Cuando comes frutas con otros alimentos, estas acelerando la fermentación del alimento, esto provoca empachos, indigestión y que las vitaminas de la fruta no se aprovechen del todo. Además, como ya se dijo, cuando los alimentos se fermentan y pudren en el organismo, es como si tomaras alcohol.

• Si vas a consumir frutas, lo ideal es consumir las cítricas como primer alimento por las mañanas. El limón, la guayaba, la piña, la ciruela, la fresa, la toronja, la naranja, etc. son ideales ya que purifican el organismo y depuran **la sangre**, limpian y preparan el estómago para que este comience a funcionar. Necesitas sólo veinte minutos para que estas frutas se asimilen completamente en tu organismo, así que espera veinte minutos después de haberlas consumido para desayunar después.

• Procura no tomar líquidos a la hora de la comida. Estos diluyen los jugos gástricos y provocan que la comida tarde mucho más para asimilarse. Una pequeña taza de un té caliente digestivo es lo recomendado.

• Procura tomar agua media hora antes o una hora después de la comida.

La vida es maravillosa si no se le tiene miedo.

–Charlie Chaplin

CAPITULO VI
PROCESOS DE COMUNICACIÓN CELULAR Y
MOLECULAS REDOX

En los últimos 50 años, se han desarrollado diferentes investigaciones científicas, que relacionan la comunicación celular con los equilibrios de oxidación reducción en los procesos metabólicos de las mitocondrias celulares.

El Stress Oxidativo está relacionado con los procesos metabólicos del cuerpo, la alimentación, las emociones, nuestra exposición a diferentes equipos electrónicos y/o el aire contaminado que respiramos.

Estos factores externos provocan un desequilibrio en los

mecanismos redox de las células, afectando sensiblemente las posibilidades de estas de detectar los agentes que la atacan e informar al sistema inmunológico para eliminar el mismo.

Las células poseen la capacidad de sanarse por sí solas, si nuestras células están sanas, nuestro organismo lo estará también.

Muchas veces nos hemos preguntado: Por que cuando un insecto nos pica, inmediatamente vemos en nuestra piel una bolsita de líquido? o cuando nos hacemos una herida, al pasar un tiempo, vemos que la piel esta roja y se cubre la herida de un material amarillo?

De esta manera, estamos observando diferentes reacciones del sistema inmunológico. Para el caso de las picaduras de insectos, estos generalmente inoculan ácidos en sus picadas, por lo que el sistema inmunológico suministra agua para disolver el ácido en la zona afectada. Cuando nos hacemos una herida, generalmente esta se infecta con bacterias, por lo que el sistema inmunológico suministra anticuerpos, para eliminar las bacterias. Pero, como es posible que el sistema inmunológico pueda saber con tal precisión, donde está ubicada la afección, cuales son los elementos que la componen (si son bacterias, hongos, virus, células cancerígenas, ácidos, etc.), cual es la envergadura del ataque y más importante aún: Seleccionar las herramientas necesarias para eliminar el daño?

Esto es solo posible, con una adecuada y eficiente comunicación celular. Cada célula puede comunicarse con las demás células del cuerpo o vecinas a través de señales, las cuales se han demostrado están muy relacionadas con el equilibrio de oxidación reducción a nivel celular. Este sistema está constituido por sustancias oxidantes y sustancias reductoras. Para que haya un equilibrio en este sistema, siempre que haya un oxidante, debe haber un reductor.

La Dr. Mae-Wan Ho, PhD, Insititute of Science in Society, UK dice que: *La vida es una corriente electrónica.*

En su libro, El arco iris y el gusano, La física de Organismos, publicado por primera vez en 1993 y ahora en su tercera edición. Presento la evidencia teórica y empírica de la naturaleza electrodinámica cuántica de los organismos. Un organismo es energizado por electrones (y protones) que fluyen a través de un líquido cristalino matriz que se extiende en el interior de cada célula individual. El movimiento de los electrones entre las especies químicas es la reducción

(para el aceptor de electrones) y la oxidación (para el donador de electrones).

Reducción y oxidación siempre van de la mano. Las reacciones redox son el corazón de la transducción de energía en los organismos vivos. Los electrones se mueven de acuerdo al potencial de reducción (también conocido como potencial de reducción-oxidación o potencial redox), la afinidad de una sustancia para los electrones.

El potencial redox para cada sustancia se compara con la de hidrógeno, que se fija arbitrariamente a cero en condiciones estándar de 25 ° C, 1 atmósfera, y 1 M de concentración.

Las sustancias que tienen potenciales redox positivos aceptar electrones a partir de hidrógeno, llegando a ser reducido, mientras que las sustancias que tienen potenciales redox negativos donar electrones al hidrógeno, convirtiéndose oxidada.

Los factores externos que mencionábamos anteriormente junto a los procesos metabólicos del cuerpo, hacen que este equilibrio se rompa, aumentando los niveles de oxidantes en el cuerpo y dificultando la comunicación celular. La comunicación celular es como un lenguaje que se produce por reacciones químicas en el cuerpo.

Como explicábamos anteriormente, hay dos elementos que facilitan el metabolismo: el oxígeno y los metabolitos (combustible). Reiteramos que si nos alimentamos inadecuadamente y no respiramos suficiente oxígeno, el proceso metabólico mitocondrial es incompleto.

El papel del ejercicio físico como fuente de oxigenación óptima.

El ejercicio físico regular parece retardar la acumulación de daño celular y disfunción fisiológica que es característico del proceso de envejecimiento. Existe amplia evidencia de la reducción de la masa muscular esquelética asociada con el envejecimiento y también de los efectos beneficiosos del ejercicio regular en el aumento de la masa muscular y la fuerza en las personas de edad avanzada. La evidencia disponible se extiende desde animales experimentales a humanos y de los marcadores bioquímicos en los parámetros fisiológicos y actuaciones de comportamiento. Una serie de informes documentado que los efectos beneficiosos del ejercicio se extienden a otros órganos, tales como ratón y el cerebro humano.

Con respecto al efecto del ejercicio sobre la tasa de órganos de reacciones de radicales libres, se pensó durante años que el aumento de la tasa de consumo de oxígeno derivado de ejercicio se asocia con una mayor tasa de producción de radicales libres mitocondrial. Dado que los efectos beneficiosos del ejercicio se observan a menudo, la cuestión se abordó como la "paradoja de ejercicios para eliminación de radicales libres". Sin embargo, el ejercicio moderado establece un aumento de la demanda ATP y cambia el estado metabólico mitocondrial en las células de todo el estado 4 (el estado de reposo con bajos niveles de ADP (adenodifosfato) y la respiración lenta), para principalmente el estado 3 (el estado activo, con altos niveles de ADP y la respiración rápida y la síntesis de ATP). En esta transición, el estado 4, con tasa relativamente alta de producción de radicales superóxido y peróxido de hidrógeno se desplaza a la tasa más baja del estado 3 de la producción de peróxido de hidrógeno y radical superóxido. De esta manera los efectos beneficiosos del ejercicio moderado se explican mejor por una tasa de generación inferior de radical mitocondrial superóxido y por el aumento de los niveles de Mn-SOD mitocondrial y las otras enzimas antioxidantes. El aumento observado en productos de oxidación después de alta intensidad o ejercicio exhaustivo se explica más recientemente por la liberación de la xantina oxidasa desde el hígado y por la translocación de la hemoglobina y la mioglobina de sus compartimentos biológicos.

Parece que el ejercicio moderado desencadena respuestas reguladoras que retardan algunos procesos dependientes de la edad tales como el deterioro de las actuaciones de comportamiento, el desarrollo del estrés oxidativo celular, y la disminución de las actividades mitocondriales. El efecto, observado en cuatro órganos, el cerebro, el corazón, el hígado y los riñones, parece apoyar la idea avanzada por Welle y Glueck y por Churchill que ejercen efectos beneficiosos que implican la modulación genómica. En la misma línea de pensamiento, Bronikowski et al., informó que el ejercicio voluntario impidió parcialmente el envejecimiento dependiendo de la expresión génica del corazón y sugirió que los mecanismos fisiológicos de adaptación son inducidos a retardar los efectos del envejecimiento a nivel transcripcional. Por otra parte, después de un análisis de los aumentos en los productos de oxidación, Radak et al, sugirieron que el ejercicio moderado induce a un aumento en la actividad de los sistemas de reparación del ADN y en la resistencia contra el estrés oxidativo en el músculo esquelético de rata. Es importante tener en cuenta que el efecto de ejercicio parece extenderse a los seres humanos; Colcombe et al. Reportaron recientemente que el ejercicio aeróbico reduce la pérdida de tejido cerebral y el envejecimiento en los seres humanos.

Después de muchos años de investigación, se ha logrado, un complemento que estabiliza y equilibra el sistema redox a nivel celular, elevando la eficiencia mitocondrial en más de un 80%, aportando niveles de oxígeno que elevan la capacidad pulmonar en un 12% y la efectividad de los antioxidantes y superoxido dismutasa en un 500%, facilitando la capacidad de las células de detectar los daños, reparar los mismos y regenerar el tejido o células dañadas.

Este complemento redox esta constituido por las moléculas que nuestro cuerpo produce naturalmente para sus defensas pero que hemos logrado producir de forma artificial.

Es muy importante destacar que cuando comenzamos a usar los complementos redox, podemos observar diferentes reacciones en el cuerpo, las cuales están relacionadas con una activación de la comunicación celular y la correcta respuesta inmune

Estas pueden ser síntomas de resfriado, erupciones en la piel, estornudos, systitis, etc.

Estos síntomas son la expresión de que el organismo está expulsando las toxinas o desechos que anteriormente habitaban nuestro cuerpo. Utilizando las cuatro fundamentales vías de eliminación: vías respiratorias, intestinos, sistema urinario y la piel. Más adelante trataremos más detalladamente los síntomas de las crisis curativas o de sanación del cuerpo.

"No te preocupes en ser una persona de éxito,

ocúpate de ser una persona con valores."

CAPITULO VI
COMPLEMENTOS REDOX: NO TOXICAS, ANTIBACTERIAL Y ANTIVIRAL SOLUCIONES SALINAS ELECTROLIZADAS. COMPLEMENTOS REDOX. COMPOSICION Y FORMAS DE USO.

La solución salina electrolizada o complementos redox, resultante de un proceso electroquímico exhibe una marcada falta de toxicidad sobre tratamientos intravenosos, aspirado, su aplicación oral o tópica en mamíferos para aplicaciones terapéuticas nos proporcionan una amplia plataforma, incluyendo la desinfección tópica, la aplicación antimicrobiana, el tratamiento de heridas, reducción del estrés oxidativo, aumento de la comunicación celular y efectividad mitocondrial en los procesos metabólicos y la mejora de la función inmune.

La electrólisis de soluciones salinas se ha utilizado por mucho tiempo para producir soluciones antimicrobianas que son compatibles con la biología de los mamíferos. Algunos ejemplos incluyen métodos para producir agua clorada, blanqueador y peróxido de hidrógeno. Típicamente, los métodos y aparatos utilizados para electrolizar estas soluciones emplean barreras selectivas de iones entre los electrodos con el fin de aislar de manera eficiente las moléculas diana y eliminar subproductos no deseados. Un método y aparato fundamentalmente diferentes para producir una solución salina electrolizada antimicrobiana no tóxica se describe en ocho patentes de Estados Unidos y dos patentes japonesas y una patente mexicana basado en estas patentes de Estados Unidos.

La primera patente registrada fue en 1994. S. Pat. No. 5.334.383, Morrow, de fecha 02 de agosto 1994, titulada "solución salina eléctricamente hidrolizada para tratamiento en Vivo de los microbicidas de la miocardiopatía y la esclerosis múltiple."

El 16 de abril 1996, se patento la U.S. Pat. No. 5.507.932 titulada "Aparato para la electrólisis de líquidos." Esta patente cubre el equipo que expone una solución líquida a una corriente eléctrica, creando una solución electrolizada. Este equipo puede ser utilizado para producir una solución salina electrolizada, capaz de matar a los agentes bacterianas, víricas y fúngicas, para su uso en aplicaciones médicas tales como el tratamiento de las infecciones relacionadas con el antígeno en seres humanos y otros animales de sangre caliente. Esta patente cubre el equipo utilizado para producir la solución salina electrolizada, no la propia sustancia.

Otras patentes cubren procedimientos para tratar la sangre entera y otros productos de la sangre con una solución salina electrolizada con el objetivo de reducir la infección por agentes bacterianos, virales y nicóticos. Otros capaces de matar agentes bacterianos, virales y fúngicas, para el tratamiento de la infección por antígeno relacionado en humanos y otros animales de sangre caliente.

Otro de las patente cubre una solución salina electrolizada específica que contiene una cantidad regulada de agentes microbicidas incluyendo ozono y las especies de cloro activo. Esta solución es para uso en el tratamiento de infecciones en el cuerpo de seres humanos y otros animales de sangre caliente, o en sangre o productos sanguíneos. Esta patente cubre la solución salina electrolizada, no el método de preparación.

Composición

En importante destacar en este sección que estas soluciones salinas electrolizadas se producen a través de una solución a diferentes por cientos de cloruro de sodio grado reactivo, con el objetivo que no haya interferencia de otros iones en el proceso electrolítico. El agua utilizada debe ser destilada y desionizada con el mismo objetivo.

La aplicación de un voltaje efectivo de menos de alrededor de treinta voltios entre el cátodo y el ánodo es suficiente para producir una mezcla equilibrada de las especies en equilibrio químico redox.

Dentro de las especies obtenidas por este procedimiento tenemos el ácido hipocloroso (HOCl), hipocloritos (OCl-, NaClO), oxígeno disuelto (O_2), cloro (Cl_2) e hidrógeno (H_2) gases, peróxido de hidrógeno (H_2O_2), iones de hidrógeno (H +), hipoclorito (ClO) y las cantidades correspondientes de superóxidos (* O_2-, HO_2), ozono (O_3), iones hidrógeno activado (H⁻) , iones cloruro (Cl⁻), hidróxidos (NaOH, OH⁻), oxígeno atómico (* O_2) y otras formas de especies reactivas del oxígeno (ROS) (* OCL * HO) que utilizan donaciones de electrones y protones, iones y gases disueltos para producir un equilibrio redox en un específico conjunto de moléculas e iones. Este conjunto redox balanceado de moléculas e iones en combinación, son una potente ayuda anti infecciosa al sistema inmunológico para identificar y destruir las células y los patógenos que afectan nuestro cuerpo.

Formas de utilización

La solución salina electrolizada se administra entonces a un humano o animal de sangre caliente para uso terapéutico. Preferiblemente, la solución salina electrolizada se administra por inyección, ingestión oral o anal, aplicado tópicamente en forma de geles, aplicado en un apósito para heridas, o inhalado en forma atomizada. Las dosis pueden variar en función del peso y la edad de las personas, aunque en experimentos con ratones se pudo probar que no había contraindicaciones o efectos secundarios por la ingestión de altas dosis.

Según Robert Morrow en su patente No: Pat. No. 5.334.383 para seres humanos, inyectar por vía intravenosa la dosis de esta Solución electrolizada equilibrada puede variar entre 0,25 a 4 ml/kg/ día de peso corporal con intervalos de 0,5 a siendo preferidos 3,0 ml / kg / día

A continuación haremos un análisis de las funciones y propiedades que tienen cada una de estas moléculas en el equilibrio y **defensa de** nuestro organismo.

Las Moléculas Reactivas de Oxigeno (ROS).

Una de las moléculas que están contenidas en las soluciones salinas electrolizadas son las moléculas reactivas de oxígeno, las cuales se obtienen en el proceso electrolítico de las soluciones salinas.

ESPECIES REACTIVAS DEL OXIGENO

- O_2 — Oxígeno Molecular
- $O_2^{\cdot-}$ — Radical Superóxido
- H_2O_2 — Peróxido de Hidrógeno
- $OH^{\cdot-}$ — Radical Hidroxilo

La literatura científica explica la importancia que tienen estas moléculas en los procesos metabólicos de las células y su perfecto equilibrio para la correcta comunicación celular. Estas moléculas son las responsables de la estabilidad y equilibrio de los procesos metabólicos mitocondriales y que las señales de comunicación entre las células no se interrumpan.

El oxígeno es ahora el elemento más común en la corteza terrestre. Existe en el aire como una molécula di-atómica, O_2 y a una concentración aproximada de un 13 %... A excepción de un pequeño número de bacterias anaerobias, todos los organismos vivos utilizan O_2 para la producción de energía y es por lo tanto esencial para la vida tal como la conocemos. La producción de energía a partir de material de alimentos por microorganismos requiere '**oxidación**', lo que significa la pérdida de electrones. En los organismos anaeróbicos, los electrones son absorbidos por hidrógeno, pero en los organismos aerobios, la pérdida de electrones se produce mucho más eficiente a través del uso de transportadores de electrones tales como dinucleótido de nicotinamida adenina (NAD +) y flavinas, que se 'reduce' en el proceso por el ganando electrones de las moléculas diana y son re-oxidado mediante la donación de electrones a O_2 a través de la fosforilación oxidativa. El potencial de O_2 para oxidar otras moléculas también hace que sea tóxico. La oxidación es el proceso básico en la combustión. Los combustibles no se queman sin O_2. Es también la causa de la oxidación. La oxidación puede inactivar enzimas y anaerobios importantes que no tienen mecanismos antioxidantes. Ellos no sobreviven en un medio ambiente de O_2. Por lo tanto, para que los organismos hayan evolucionado en un medio ambiente de O_2, la naturaleza ha tenido que equilibrar los procesos para su balance adecuado.

Este es el ejemplo que explicábamos cuando describíamos la

simbiosis de las células productoras de alimentos con la bacteria productora de energía a partir del proceso metabólico de la glucosa.

Veamos algunos ejemplos de investigaciones científicas:

McGill de la University Health Centre, Royal Victoria Hospital en Montreal Canada explica:

- Los aumentos de especies reactivas de oxígeno (ROS) y pruebas de tejidos de daño oxidativo son comunes en pacientes con procesos inflamatorios o lesión tisular. Esto ha llevado a muchos intentos clínicos para secuestrar ROS y reducir la lesión oxidativa. Sin embargo, vivimos en un ambiente rico en oxígeno y ROS y sus reacciones químicas son parte de los procesos químicos básicos del metabolismo normal. En consecuencia, los organismos han desarrollado mecanismos sofisticados para controlar estas moléculas reactivas. Recientemente, se ha hecho cada vez más evidente que las ROS también juegan un papel en la regulación de muchas vías de señalización intracelular que son importantes para las respuestas de crecimiento de células inflamatorias y normales que son esenciales para la defensa del huésped. Por lo tanto, simplemente tratando de hurgar ROS no es probable que sea posible y potencialmente dañino. El nivel "normal" de ROS también es probable que varían en diferentes tejidos e incluso en diferentes partes de las células. En este documento, la terminología básica y la química de especies reactivas son revisados. Se discuten ejemplos y los mecanismos de la lesión del tejido por ROS, así como su papel positivo como moléculas de señalización. Con suerte, una mejor comprensión de la naturaleza de ROS dará lugar a mejores intentos terapéuticos previstos para manipular las concentraciones de estas moléculas importantes. Necesitamos regular ROS, no erradicarlas.

- Uno de los principales efectos tóxicos de la excesiva ROS es el daño a las membranas celulares por el proceso de peroxidación de lípidos. Especies como el OH $\cdot$, HO_2 $\cdot$ - y OONO - , pero no de O_2 $\cdot$ - , pueden extraer una H de metileno (-CH_2 -), lo que crea el radical de carbono - $\cdot$ CH-. Este radical de carbono entonces ataca otra –CH_2 - grupos de moléculas de lípidos, y crea una reacción en cadena que altera la fluidez y la forma de la membrana. Este es el mismo proceso que hace que el aceite se torne rancio. Una consecuencia de la modificación de la membrana celular es la interrupción de la manipulación de calcio, que es esencial para la señalización intracelular. Peróxidos de lípidos también pueden dañar el ADN y las proteínas.

- Las proteínas también pueden ser objeto de modificaciones oxidativas. La oxidación de proteínas altera los receptores, la función enzimática y las vías de transducción de señales. El aminoácido tirosina es particularmente propenso al ataque de ROS, especies de nitrógeno especialmente reactivos. . Un ejemplo de una función de la proteína alterada por la oxidación es la inactivación de la SOD intra-mitocondrial, SOD2, por el peroxinitrito. Debido O_2 • - compactación se reduce, se aceleran los procesos oxidativos. Sitios funcionales potencialmente importantes para la oxidación de las proteínas son los grupos -SH porque la formación de -SS- enlaces entre diferentes cadenas de proteínas o partes de la misma hebra, puede dar lugar a cambios conformacionales en la proteína que altera su función.

- Dado que los organismos han tenido que desarrollar mecanismos reguladores eficientes para mantener la producción de ROS bajo control, estos mismos mecanismos podrían usarse para regular otros procesos intra-celulares. Un paralelo puede ser visto con el de Ca^{2+} manipulación. La intracelular concentración de Ca^{2+} se mantiene a menos de 1 / 10.000 de extracelular Ca^{2+} a fin de evitar la interacción de Ca^{2+} y la formación de fosfato y el hueso. Debido a la gran gradiente transmembrana de Ca^{2+}, la fuga de pequeñas cantidades de Ca^{2+} través de las membranas celulares a través de canales especializados puede proporcionar uno de los mecanismos de señalización básicos de la célula. Del mismo modo, la regulación de los niveles extracelulares e intracelulares de $O_2 \bullet -$ y $H_2 O_2$ podría ofrecer potencial para la señalización de extracelular a los mecanismos intracelulares. En este paradigma, ROS no son especies destructivas simplemente al azar, pero los reguladores de los procesos metabólicos y parte de la química de la vida. Además, la evidencia de daño oxidativo puede ser el resultado final del proceso inflamatorio en lugar de la causa principal de la lesión, en cuyo caso el uso de antioxidantes puede ser demasiado tarde. Otra analogía podría ser útil. Considere la posibilidad de caminar por una playa y la observación de un viejo barco oxidado tirado en la orilla. Usted concluye que la razón por la cual se abandonó el barco es porque está muy oxidado (oxidado) hasta que usted camina hasta donde está la nave y nota que tiene un gran agujero en el casco. A continuación, se da cuenta de que el barco fue abandonado debido al agujero en el casco y oxidado posteriormente por el oxígeno ambiental por falta de atención y mantenimiento. Los signos de cambios oxidativos pueden indicar simplemente que las moléculas o células han sido abandonados por el organismo. Que se producen procesos que deterioran las estructuras internas de las células y son en sí mismos la causa principal de las enfermedades.

- El premio Nobel James D. Watson, Ph.D., en un artículo recientemente publicado que considera "este es mi trabajo más importante desde la doble hélice", establece una nueva hipótesis sobre el papel de los oxidantes y antioxidantes en los cánceres que son actualmente incurables, sobre todo en cánceres metastásicos en etapa tardía.

En el corazón de su tesis dice: son el grupo de moléculas que los científicos llaman a las especies reactivas del oxígeno, o ROS. Observando su fundamental bilateralidad, Watson llama ROS "una fuerza positiva para la vida" debido a su papel en la apoptosis - un programa interno que las células altamente estresadas utilizan para cometer suicidio. Es uno de los mecanismos clave que han surgido a través de eones de evolución para eliminar a la disfunción biológica que representa una amenaza para la supervivencia de los organismos. Por otro lado, ROS también están bien entendido - de hecho son notorios - "por su capacidad para dañar irreversiblemente las proteínas clave y moléculas de ácido nucleico [por ejemplo, ADN y ARN]." Más adelante Watson asevera: Cuando no son necesarios para frenar las células díscolos o fuera de control, lo que es decir, en circunstancias normales, ROS están constantemente siendo neutralizado por proteínas anti-oxidantes. Se nos insta a menudo a comer alimentos ricos en antioxidantes como los arándanos; pero, Watson se plantea si es correcto el papel de las ROS y los antioxidantes en el cáncer en etapa tardía, como escribe en su nuevo papel ", los arándanos se pueden comer mejor por su buen sabor, no porque su consumo conducirá a menos cáncer."

Como podemos observar, hay diferentes teorías relacionadas con las reactividades de las especies ROS en las funciones celulares, el equilibrio redox y la comunicación celular.

Uniendo cada uno de cientos de artículos y teorías sobre su funcionabilidad en la actividad celular, he concluido en decir que las diferentes especies actúan como un todo, que las reacciones de oxidación reducción para que se produzcan, deben de producirse a través del metabolismo de forma equitativa, lo cual depende de una combustión completa de los metabolitos en la mitocondria, donde los elementos: metabolitos y oxigeno deben proporcionarse de forma correcta en la mitocondria. Cuando este equilibrio se restablece, los electrones involucrados en el proceso redox, trasmitirán la imagen del patógeno o la toxina que ataca la célula y todas las funciones celulares se restablecen. El sistema inmune reconoce adecuadamente los tipos de afecciones y sus respuestas de defensa del cuerpo serán correctas.

Compuestos de Cloro

Las infecciones virales pueden conducir a enfermedades graves. Lo que hace a los virus únicos es su capacidad de utilizar el cuerpo que están infectando a su favor. Los virus utilizan espinas para infectar las células humanas en zonas que se conocen como puntos receptores. Una vez que estas espinas se enganchan a la membrana de la célula el virus inyecta su información genética en la célula. Como resultado el virus controla a la célula y la usa para reproducir y generar más virus. Esencialmente, los virus tienen la capacidad de transformar el cuerpo contra sí mismo. Esto explica por qué enfermedades virales pueden causar mucho daño al cuerpo y ser difícil de superar.

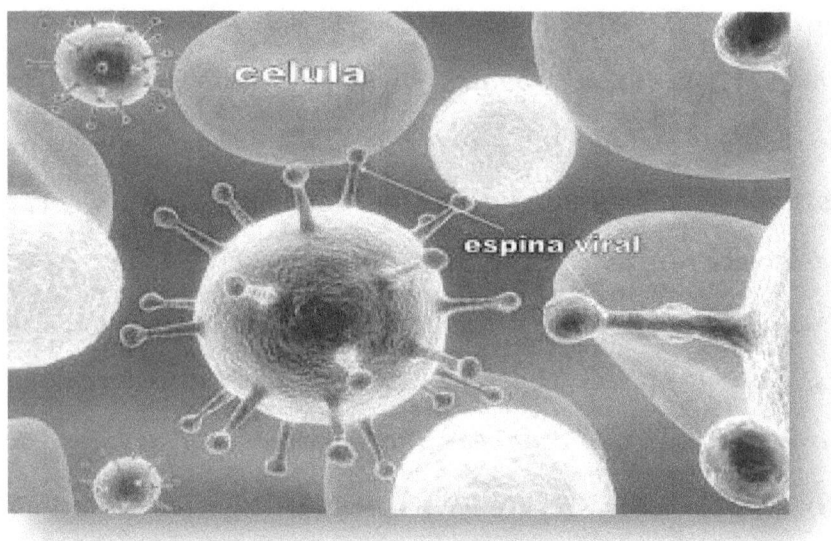

Las soluciones salinas electrolizadas contienen trazas de iones hipocloritos que ayudan la capacidad que tiene el cuerpo para controlar amenazas de los virus por medio del apoyo al sistema inmunológico. Estas soluciones pueden ser utilizadas para aplicaciones preventivas y terapéuticas.

Diferentes personas que han utilizado el producto han reportado que el uso de estas soluciones les ha ayudado a prevenir y superar enfermedades. También reportan tener niveles de energía más altos y un estilo de vida más saludable.

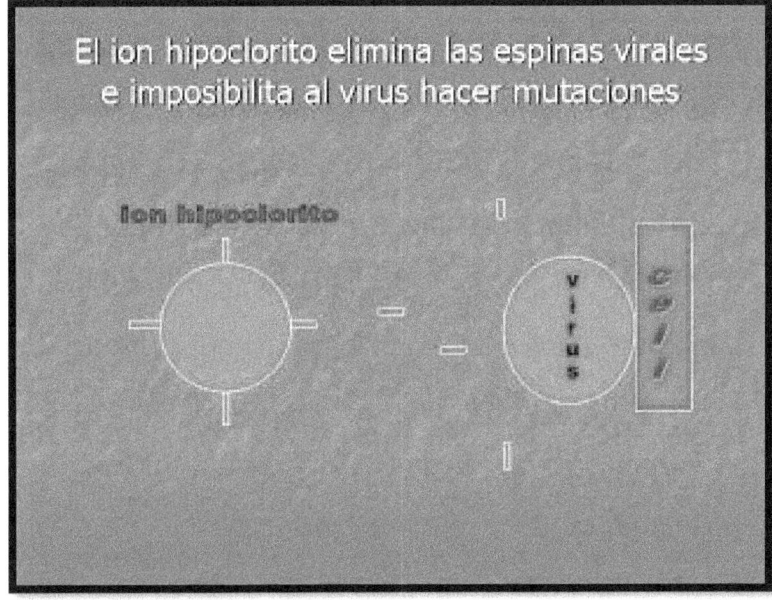

El proceso de obtención de los compuestos de cloro en el proceso electrolítico se basa en las siguientes reacciones:

$$NaCl \longrightarrow Na^{1+}_{(ac)} + Cl^{1-}_{(ac)} \longrightarrow Cl_{2\,(gas)}$$

$$Cl_2 + H_2O \longleftrightarrow HOCl + H^+ + Cl^-$$
$$NaOCl + H_2O \longleftrightarrow HOCl + Na^+ + OH^-$$

Desinfectante activo

Investigaciones realizadas con soluciones salinas electrolizadas. Iones de Hipoclorito.

- R.-S. Jiang presento un estudio en la revista de Eur J Clin Microbiol Infect Dis (2010) 29:551–554 donde explica que la actividad antibacteriana de soluciones salinas electrolizadas (SSE) ha sido investigado en varios estudios. Los factores activos responsables del efecto bactericida de SSE son sustancias relacionadas con cloro, tal como: ácido hipocloroso y el ion hipocloroso. Su actividad antibiótica puede llegar tan alto como 50 veces la de HOCl y mata los gérmenes en poco tiempo.

  Se ha demostrado que SSE tiene buena actividad antibiótica para Bacillus subtilis, Enterococcus hirae, Staphylococcus aureus, Staphylococcus epidermidis y Escherichia coli, y una actividad más débil contra Streptococcus pyogenes y Pseudomonas aeruginosa. Cuando el bactericida la actividad de SSE fueron probados en anaerobios aislado de endodoncias dentales, que tuvieron un buen efecto contra los anaerobios, pero el efectuar contra Streptococcus intermedia, Veillonella parvula, Propionibacterium acnes y Prevotella melaninogenica fue más débil.

- La aplicación de unas pocas gotas de SSE sobre la placa de agar después de agitación fue un método adecuado para el procesamiento de especímenes. Los resultados mostraron que SSE podría efectivamente inhibir el crecimiento de bacterias aisladas de la secreción nasal y su actividad antibacteriana fue tan eficaz como la de 70% en alcohol, pero estos resultados también mostraron que la actividad antibacteriana de SSE fue más débil contra anaerobios que contra aerobios.

Ozono O$_3$ y Oxigeno O$_2$ disueltos:

Por su composición del tipo de átomos que lo componen, vamos a analizar estas dos moléculas de forma conjunta, ya que los resultados científicos la relacionan mucho en las terapias de salud.

El ozono es el culpable de que haya vida en la Tierra, ya que la protege de los rayos ultravioletas del Sol y, aunque puede ser tóxico en las capas bajas de la atmósfera, sus propiedades bactericidas, fungicidas, antiinflamatorias y analgésicas convierten a este gas en un remedio capaz de curar un sin fin de patologías o de mejorar la calidad de vida de las personas que las sufren.

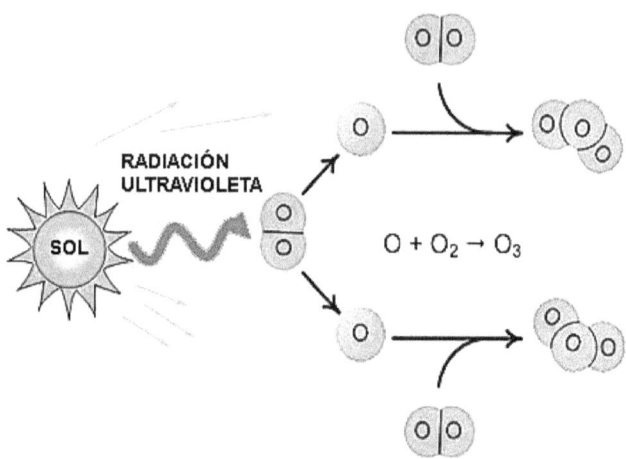

Muchos conocemos de la ozonoterapia la cual es una mezcla gaseosa que se aplica a los pacientes formada por un 5 por ciento de ozono (O3) y un 95 por ciento de oxígeno (O2)- esta terapia se utiliza en sanidad desde la Primera Guerra Mundial para la limpieza y desinfección de heridas. Sin embargo, poco a poco se han ido descubriendo nuevas aplicaciones a este gas de olor agradable que percibimos después de una tormenta, hasta que en la actualidad es aplicable en todas las especialidades médicas y en un amplio campo de enfermedades.

Debemos tener en cuenta que en el proceso metabólico, uno de sus componentes principales, además del combustible, es el oxígeno. Las SSE tienen altas concentraciones de oxígeno disuelto en concentraciones de 5 a 100 mg/L, que pasan directamente a la sangre y son transportados por los glóbulos rojos a cada una de las células del cuerpo favoreciendo el sistema de metabolizar los alimentos y producir la energía que necesitamos para la vida en nuestro interior.

Hidrogeno molecular:

Las concentraciones de estas moléculas están en el rango de 10 a 200 mg/L, la función básica del hidrogeno disuelto es la de actuar como reductor y eliminar el estrés oxidativo a nivel celular, cediendo los electrones necesarios para neutralizar la actividad oxidante de los radicales libres, producidos en el proceso metabólico.

Peróxido de hidrogeno:

El peróxido de hidrógeno es capaz de actuar ya sea como agente oxidante o como reductor. Las ecuaciones que se muestran a continuación presentan las semirreacciones en medio ácido:

$$2\,H^+\,(aq) + H_2O_2\,(aq) + 2\,e^- \rightarrow 2\,H_2O\,(l) \qquad E^o_{red} = 1,77\ V$$

$$O_2\,(g) + 2\,H^+ + 2\,e^- \rightarrow H_2O_2\,(aq) \qquad E^o_{red} = 0,695\ V[2]$$

En solución básica, los potenciales correspondientes al electrodo estándar, son de 0,87 V para la reducción del peróxido de hidrógeno y de 0,08 V para su oxidación. Esta característica le permite en los procesos redox, actuar tanto como agente oxidante o reducto en dependencia del pH. El peróxido de hidrogeno también reacciona con el glutatión formando el glutatión-peroxidasa

2 Glutatión + H_2O_2 $\rightleftharpoons$ Glutatión disulfuro + 2 H_2O

- **Glutatión peroxidasa 3 (GPX3).** Tiene como función proteger a las células y enzimas del daño oxidativo catalizando la reducción por la glutationa del peróxido de hidrógeno, peróxidos de lípidos e hidroperóxidos orgánicos. Se constituye como un homotetrámero que es secretado en el plasma.

- Además cataliza el proceso de combustión a nivel mitocondrial, favoreciendo la formación de energía, sin altos gastos de alimentos (combustible). Esta es una de las razones por las cuales ingerimos SSE y percibimos un aumento de energía en nuestro cuerpo y una disminución en la ingestión de alimentos.

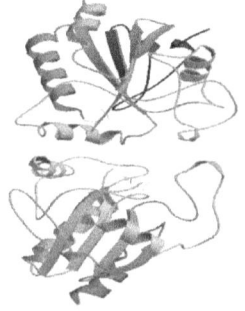

Glutatión peroxidasa

Experimentos con soluciones salinas electrolizadas en la sangre.

Para corroborar los efectos que producen las moléculas redox en las células del cuerpo, realizamos un grupo de experimentos con muestras de sangre de personas que nunca habían usado estas soluciones redox y con personas que lo utilizan diariamente en dosis de 4 onzas.

Para los ensayos realizados con muestras de sangre, utilizamos un micro pipeta Oxford de 500ul

Las mediciones se efectuaron con un microscopio electrónico de campo oscuro.

Este método consiste en estudiar una muestra de sangre en el microscopio. La técnica se llama de campo oscuro porque el microscopio tiene un filtro oscuro, la luz se proyecta sobre la muestra objeto de estudio y se refleja en el filtro.

A diferencia de los análisis de sangre tradicionales, que se basan en un análisis químico, con microscopia de campo oscuro la muestra de sangre se evalúa visualmente según su morfología.

Las sustancias que pueden ser observadas en una muestra de sangre en vivo incluyen: Glóbulos blancos, glóbulos rojos, plasma, actividad microbiana, alimentos sin digerir, hongos, cristales, entre otros.

Se utilizaron muestras de sangre de personas que no habían

ingerido moléculas redox y personas que ingieren diariamente estos complementos, en dosis de 4 onzas al día.

La temperatura del laboratorio fue de 20 grados Celsius.

Se tomaron muestras de sangre de los dos tipos de pacientes y a los pacientes que no habían ingerido complementos redox, se tomó una muestra de sangre original y a la otra muestra de sangre se le añadió una micro gota de complemento redox.

Los parámetros que se midieron fueron:

1. Tiempo de exposición al medio ambiente

2. Estrés oxidativo

3. Morfología de la sangre en los dos tipos de pacientes

4. Vitalidad de la muestra de sangre a diferentes tiempos de exposición fuera del cuerpo.

5. Presencia de actividad microbiana, colesterol y cristales de ácido úrico.

También se efectuaron experimentos de micro gotas con agua destilada y soluciones salinas al 0.9 %.

ANALISIS DE LOS RESULTADOS:

1. Muestras de sangre de pacientes sin haber ingerido soluciones redox:

- Las muestras de sangre murieron a los 20 minutos de haber sido extraídas del cuerpo.

- Presencia de estrés oxidativo, cristales de ácido úrico,

glucosa, ácidos grasos y parásitos.

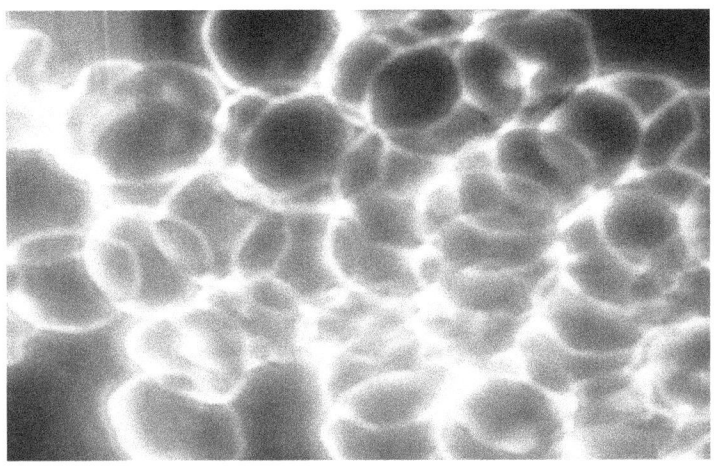

Fig. 1 . Muestras de sangre con estrés oxidativo.

2. Muestras de sangre de pacientes sin haber tomado soluciones redox y que se le añadió a la muestra una micro gota de solución redox.

- Las muestras de sangre se mantuvieron saludables, inmediatamente se eliminó el estrés oxidativo, los glóbulos rojos comenzaron a transportar grandes cantidades de oxígeno y la muestra duró 20 horas fuera del cuerpo, sin presencia de parásitos o patógenos. Fig. 2 y 3.

- Se observa en las figuras 2 y 3 un intercambio de energía entre las células de la sangre, tanto por los glóbulos rojos como por parte de los glóbulos blancos.

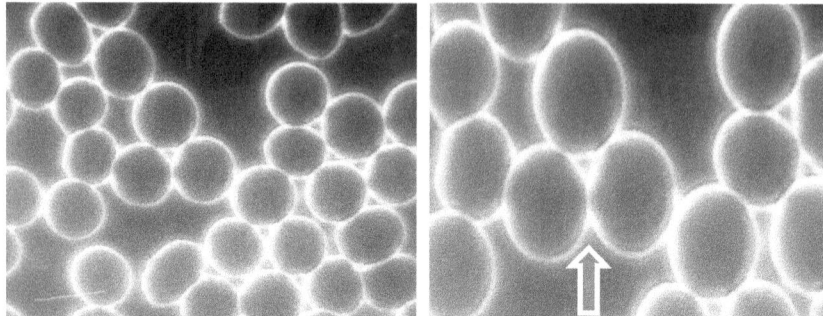

Fig. 2 y 3. Muestra de sangre con una micro gota del complemento redox después de ser extraída del cuerpo del paciente. Las fotos fueron tomadas a las 20 horas fuera del cuerpo humano. Véase en la figura 4 como hay intercambio de energía entre las células. En ambas muestras no se observa presencia de patógenos ni estrés oxidativo.

Es importante destacar que los glóbulos rojos no presentan ni núcleo celular ni mitocondrias, lo que le impide producir energía en forma de ATP, esto trae como consecuencia que para poder sobrevivir fuera del cuerpo humano, deben obtener esta energía de la que producen los glóbulos blancos, los cuales si tienen núcleo celular y mitocondrias. Fig. 4 y 5.

En su libro La Biología de la Creencia, EL Dr. Bruce Lipton argumenta

En mis trabajos de laboratorio, he visto una y otra vez el impacto que tienen los cambios en el entorno sobre las células que estudiaba. Pero fue sólo al final de mi carrera como investigador, en Stanford, cuando comprendí ese mensaje. Cuando, por ejemplo, añadía sustancias químicas inflamables al medio de cultivo, las células se convertían rápidamente en el equivalente a los macrófagos, los carroñeros del sistema inmunológico. También me resultaba emocionante ver cómo las células se transformaban incluso cuando destruía su ADN con rayos gamma. Estas células endoteliales estaban «funcionalmente enucleadas», pero cambiaban por completo su comportamiento biológico en respuesta a los agentes inflamatorios, al igual que cuando tenían su núcleo intacto. Estas células mostraban sin lugar a dudas cierto tipo de control «inteligente» en ausencia de genes.

Veinte años después de que mi mentor, Irv Konigsberg, me advirtiera de que cuando las células enfermaban debía buscar la causa en el entorno antes que en ningún otro lugar, lo entendí por fin. El ADN no controla la biología, y el núcleo no es el cerebro de la célula. Al igual que tú y que yo, las células se adaptan al lugar en el que viven.

En los experimentos realizados con complementos redox, los glóbulos rojos, después de 20 horas de exposición fuera del cuerpo, manifiestan un comportamiento de intercambio de energía entre las células, agrupándose alrededor de los glóbulos blancos, (los cuales si están produciendo energía), en un afán de sobrevivir, sin embargo, la forma en que se agrupan define su comportamiento.

- No se aglomeran unas sobre otras. (Manifestación de estrés oxidativo) Fig. 1
- Realizan agrupaciones celulares en formas hexagonales, garantizando optimización del espacio para el

intercambio energético. Fig. 4.

"Las abejas, en virtud de cierta intuición geométrica, saben que el hexágono es mayor que el cuadrado y que el triángulo, y que podrá contener más miel con el mismo gasto de material."

Pappus de Alejandría. Siglo IV a.C.

Cómo el intercambio de energía, de nutrientes y el mantenimiento de la vida, hace que las células adopten estas estructuras de optimización geométrica para sobrevivir fuera del cuerpo humano?

- Mantienen estas estructuras compactas alrededor del glóbulo blanco en las 10 últimas horas del experimento.

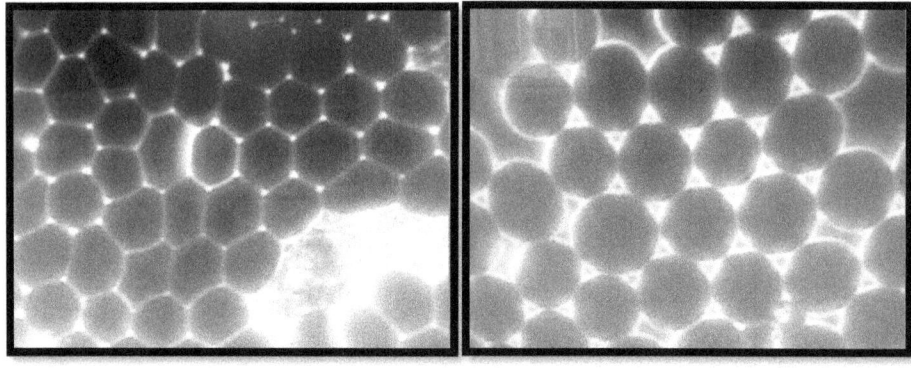

Fig. 4 y 5 . Muestras de sangre de un paciente que ingiere complementos redox diariamente. Ambas fotos fueron tomadas 4 horas después de ser extraídas del cuerpo humano. Igualmente se puede observar intercambio de energía entre las células de la sangre, vitalidad en el glóbulo blanco, no se observan patógenos y las células se han unido en una perspectiva de supervivencia.

3. Las muestras de sangre de los pacientes que habían tomado

regularmente soluciones redox, no presentaban muestras de estrés oxidativo a nivel de sus glóbulos rojos ni de la muestra.

Estas muestras fueron monitoreadas durante 5 horas, manifestando buena salud celular y ausencia de patógenos, cristales de ácido úrico y glucosa.

Continuaremos realizando experimentos con este tipo de soluciones redox, con el objetivo de preservar tejidos y órganos en procesos de trasplantes a personas afectadas.

Tú te ves a ti mismo en el mundo o ves el mundo en ti mismo?
Este pequeño cambio perceptual crea una enorme diferencia
entre libertad y servidumbre.

CAPITULO VIII
LOS PROCESOS REDOX EN AFECCIONES
DEL SISTEMA NERVIOSO CENTRAL

Trastornos del Espectro Autista (TEA) son condiciones crónicas de comportamiento, con inicio antes de los tres años de edad. TEA son una de las discapacidades en el desarrollo de más rápido crecimiento en los Estados Unidos. Se presentan con una amplia gama de comportamientos estereotipados, repetitivos, deterioro social y el lenguaje. Función y el resultado se ve afectado no sólo por los déficits centrales sino también por conductas asociadas como la hiperactividad, agresividad, ansiedad y depresión.

La investigación sobre el efecto de la dieta y la nutrición en el autismo se ha incrementado en las últimas dos décadas, sobre todo en los síntomas de hiperactividad y atención. Una de las intervenciones más populares para los TEA es la libre (FBCF) dieta libre de gluten caseína.

Se ha planteado la hipótesis de que algunos síntomas pueden ser causados por los péptidos opioides formados a partir de la descomposición incompleta de los alimentos que contienen gluten y caseína. El aumento de la permeabilidad intestinal, también se conoce como el "síndrome de intestino permeable", se ha sospechado en TEA de ser parte de la cadena de eventos que permite a estos péptidos para atravesar la membrana intestinal, entran al torrente sanguíneo, y cruzan la barrera sangre-cerebro, que afecta el sistema opiáceo endógeno y la neurotransmisión en el sistema nervioso.

Otras investigaciones han planteado que estas descomposiciones incompletas del gluten y la caseína la provoca una bacteria que aún no ha podido identificarse.

La utilización de SSE o soluciones de moléculas redox, contienen con componentes fundamentales para un efectivo tratamiento. Muchas de las moléculas contenidas en estas soluciones son antivirales y antibacteriales. Usándose en forma de enemas de 4 onzas una vez por día, puede tener un efecto de eliminación del patógeno que puede estar produciendo las descomposiciones incompletas de los alimentos que contienen gluten. Por otro lado: las moléculas de comunicación redox, activan la comunicación celular en el cerebro para detectar correctamente el péptido opiode y eliminarlo del contexto cerebral.

Hay innumerables ejemplos de casos de niños que en solo una semana con estos tratamientos han recuperado el habla, su comportamiento social es estable, comienzan a hacer sus deberes escolares de forma organizada y estructurada. Además comienzan a tener controles de los esfínteres, sus movimientos son más coherentes y activan la actividad cognoscitiva.

La enfermedad de Alzheimer (AD) se caracteriza por un deterioro progresivo de las funciones cognitivas y el estrés (Calabrese et al., 2006d), con alteraciones bioquímicas que consisten en la acumulación de amiloide-β proteína (Aß) en forma de placas seniles y ovillos neurofibrilares intracelulares, asociado con la proteína tau hiperfosforilada y el agotamiento de las células neuronales (Liu y Chan, 2014). La prevalencia de la EA aumenta exponencialmente con la edad, lo que aumenta drásticamente después de 65 años.

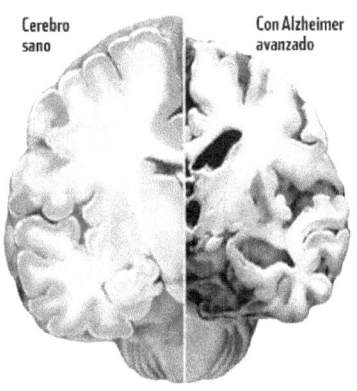

Cerebro sano

Con Alzheimer avanzado

Dada la heterogeneidad de los factores etiológicos que subyacen a la fisiopatología de la EA, a pesar de los enfoques integrados se han elaborado para explicar su patogénesis, tales como la agregación de Aß, la definición precisa de los factores más críticos que determinan la aparición clínica y la progresión de la enfermedad sigue siendo y elusivo y una difícil tarea (Siciliano et al., 2011). Péptido Aß (Lodi et al, 2006;. Wallace, 2013) se ha demostrado que induce la oxidación de proteínas, tanto in vitro o en vivo, y el aumento de la evidencia apoya el papel de las reacciones de los radicales libres en el (Hardas et al, 2013), patogénesis de la enfermedad. Consistente con esta noción, se demuestra que estos péptidos forman oligómeros que ejercen efectos neurotóxicos mediante la mejora de nivel de especies reactivas del oxígeno (ROS) en el cerebro (Hardas et al., 2013).

La utilización de SSE o soluciones de moléculas redox, facilitan el equilibrio a nivel celular de las especies de ROS, estableciendo un proceso de homeostasis. La formación de amiloide beta proteína puede eliminarse si se estimulan el sistema inmune del paciente para reconocer y atacar a Aß, proporcionar anticuerpos que previenen la deposición de la placa, o mejorar la eliminación de dichas placas. Igualmente estas soluciones facilitan la reproducción celular en las zonas afectadas, obteniendo una mejoría el paciente en la recuperación de la memoria y el habla.

La utilización de las moléculas redox en paciente por ingestión oral, ha provocado una mejoría considerable de los movimientos y la actividad cognoscitiva en pacientes diagnosticado con EA.

Esclerosis Múltiple y El síndrome de Guillain-Barré

La esclerosis múltiple (EM), también conocida como mielopatía desmielinizante, es una enfermedad caracterizada por la aparición de lesiones desmielinizantes neurodegenerativas y crónicas del sistema nervioso central. Actualmente se desconocen las causas que la producen, aunque se sabe a ciencia cierta que hay diversos mecanismos auto inmunitario implicado.

A nivel molecular, puede que exista una similitud estructural entre una agente infeccioso desconocido y componentes del sistema nervioso central, lo que causaría confusión más tarde en el sistema inmunitario (un proceso llamado mimetismo molecular). Con todo, aún no se conoce ningún virus de la esclerosis. Desde luego, la esclerosis múltiple no es contagiosa.

Los tejidos del sistema nervioso y de la médula espinal están protegidos por un sistema de vasos capilares, llamado barrera hematoencefálica, que en los pacientes de esclerosis múltiple no funcionan. Por causas desconocidas, macrófagos y linfocitos pueden cruzar las barreras hematoencefálicas de estos pacientes y comenzar un ataque autoinmune.

Se ha conseguido reconstruir el proceso del ataque del sistema inmunitario a la mielina a partir de observaciones en los tejidos dañados y el estudio de la encefalomielitis experimental autoinmune.

El Síndrome de Guillain-Barre, también conocido como síndrome de Guillain-Barré-Landry, es un trastorno neurológico autoinmune en el que el sistema inmunitario del cuerpo ataca a una parte del sistema nervioso periférico, la mielina, que es la capa aislante que recubre los nervios.

Como podemos observar, por diversas formas, el sistema inmunitario ataca las mielinas del sistema nervioso central, dejando desprotegido a los nervios de las capas que garantizan que los impulsos eléctricos del cerebro lleguen a todas las partes del cuerpo.

Las moléculas redox han demostrado su capacidad de restablecer la comunicación celular, eliminar el stress oxidativo y potencial la efectividad de las respuestas inmunológicas. Estos factores podrían producir una reducción de los ataques del sistema inmune a las mielinas de los nervios. Posteriormente potenciar el proceso de mielinizacion a través de una eficiente reproducción celular, donde el proceso de cicatrización sea homogéneo y bien estructurado, para que al producirse el impulso eléctrico no se produzcan fugas a través de fisuras de la cicatrización.

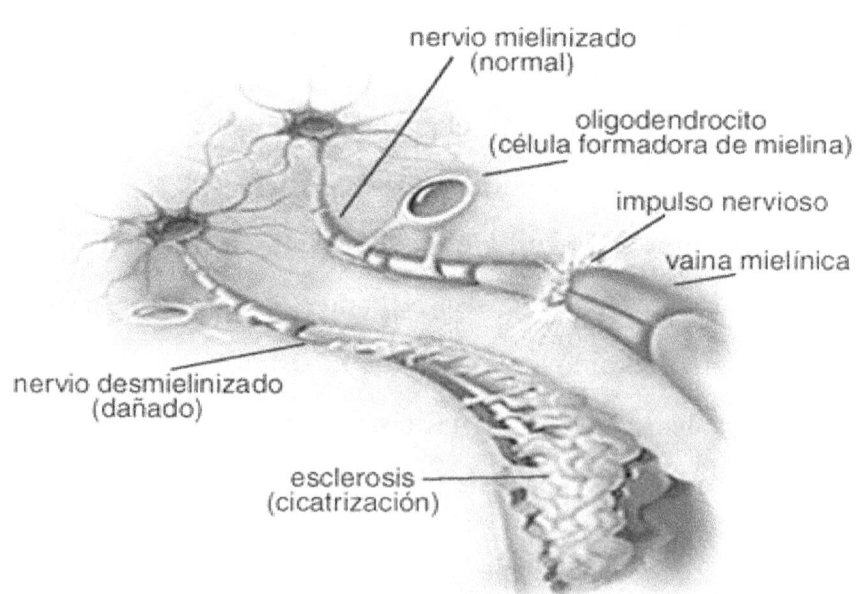

nervio mielinizado
(normal)

oligodendrocito
(célula formadora de mielina)

impulso nervioso

vaina mielínica

nervio desmielinizado
(dañado)

esclerosis
(cicatrización)

Proceso de desmielinizacion

De esta manera, los pacientes con estas dos patologías, comienzan a potenciar las movilidades de las extremidades, poseer más fuerza, más energía y algo muy importante en estos pacientes. La eliminación del dolor crónico en todo el cuerpo.

CAPITULO IX
LOS PROCESOS REDOX EN AFECCIONES
DEL SISTEMA CIRCULATORIO

Enfermedades tales como la hipertensión y la aterosclerosis se asocian con cambios funcionales y estructurales vasculares incluyendo la disfunción endotelial, la contractilidad alterada y la remodelación vascular. Eventos celulares que subyacen a estos procesos implican cambios en crecimiento de células vasculares del músculo liso (VSMC) , apoptosis / anoikis, la migración celular, la inflamación y fibrosis. Muchas influencias de estímulos a cambios celulares, incluyendo las fuerzas mecánicas, tales como la tensión de cizallamiento, y agentes vasoactivos, de los cuales la angiotensina II (Ang II) parece estar entre los más importantes. Ang II media en muchos de sus efectos pleiotrópicos vasculares a través de NAD (P) H oxidasa derivada reactiva especies de oxígeno

(ROS). Las fuerzas mecánicas, que comprende tanto laminar unidireccional y cizalla oscilatoria, son cada vez más reconocido como inductores importantes generación de NO vascular y ROS. En general, el flujo laminar se asocia con la regulación positiva de NOS y la producción de NO y el aumento de la expresión del antioxidante glutatión peroxidasa y superóxido dismutasa, promoviendo así la salud de la pared vascular y proteger contra la lesión vascular oxidativa. Por otra parte, la cizalladura oscilatoria está vinculada a un aumento en la producción de ROS con el daño oxidativo consiguiente, como ocurre en la hipertensión. Función de ROS intracelular e intercelular como segundos importantes mensajeros para modular muchas moléculas de señalización corriente abajo, como la proteína tirosina fosfatasas, la proteína tirosina quinasas, factores de transcripción, mitogen-activated proteínas quinasas y canales iónicos. La inducción de estas cascadas de señalización conduce al crecimiento y la migración de VSMC, la expresión de mediadores pro-inflamatorios, y la modificación de la matriz extracelular. Además, ROS aumentar la concentración de Ca2 + libre intracelular, un determinante importante de la reactividad vascular. ROS influencia moléculas de señalización por alterar el estado redox intracelular y por la modificación oxidativa de las proteínas.

En condiciones fisiológicas, bajas concentraciones de ROS intracelular juegan un papel importante en la señalización normal redox implicados en el mantenimiento de la función y la integridad vascular. Bajo condiciones patológicas ROS contribuyen a la disfunción vascular y remodelación a través de daño oxidativo.

La ateroesclerosis

El endotelio es una capa de células que cubre el interior de los vasos sanguíneos y facilita el desplazamiento de la sangre. Los radicales libres dañan el endotelio mediante un largo proceso que puede durar años. A esta lesión se le conoce como *aterogénesis*. El endotelio dañado atrae células del sistema inmune conocidas como macrófagos, que se infiltran bajo las células de éste secretando factores de crecimiento y materialmente digiriendo al material dañado. Con el tiempo, estas células se acumulan y hace proliferar las células musculares adyacentes, formando una placa fibrosa que al endurecer las arterias impide el paso de la sangre. Las lipoproteínas de baja densidad (colesterol malo) también contribuyen a la formación de la placa. Las arterias reducidas pueden acabar de taparse por lo que se denomina un trombo, que no es más que un coágulo o tapón que resulta de agregados de plaquetas y glóbulos blancos de la sangre. Las enzimas como la ciclooxigenasa, activadas por los radicales libres, producen sustancias que activan a su vez la agregación (como el TXA2, o tromboxano). Los antioxidantes evitan el daño que causan los radicales libres, en un caso por oxidación directa del endotelio, en el otro por activación de enzimas oxidantes.

Como podemos observar hasta aquí, los problemas circulatorios tienen varias causales fundamentales en sus orígenes:

- El debilitamiento de las paredes vasculares
- Producción de sustancias que aumentan la tensión sanguínea
- Compresión de las arterias y venas por los músculos circundantes con stress oxidativo

Remanentes de toxinas, lípidos y desechos metabólicos, que aumentan la viscosidad

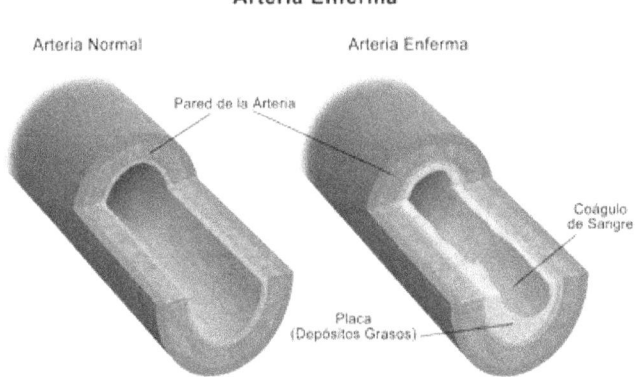

Arteria Enferma

Arteria Normal   Arteria Enferma

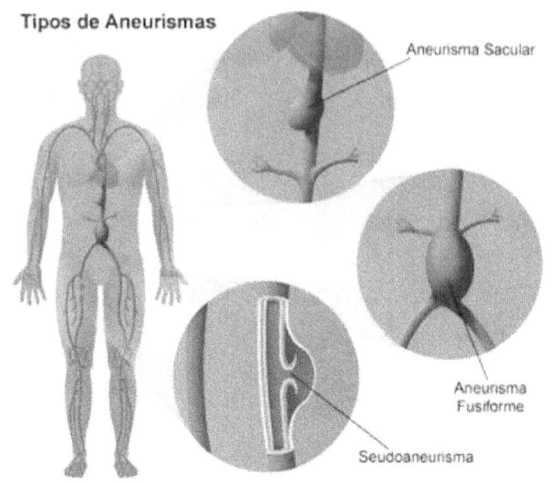

Depósitos grasos y toxinas

Debilitamiento de las paredes vasculares

Las soluciones de moléculas Redox, facilitan la comunicación celular para la detección y expulsión de los ácidos grasos del cuerpo o para enviarlo de nuevo a las células para utilizarlos como fuentes energéticas. Más de 40 metabolitos han sido detectado en sangre después de 5 días de ingestión de moléculas Redox. Además la totalidad de los metabolitos han sido ácidos grasos.

De igual manera la efectividad del glutatión peroxidasa y del superóxido dismutasa aumenta en un 500%. Estos elementos nos demuestran su efectividad para restablecer en nuestras células la capacidad de comunicarse, eliminar afecciones y repararse la zona afectada.

CAPITULO X
LOS PROCESOS REDOX EN LAS AFECCIONES DEL SISTEMA DIGESTIVO.

El sistema digestivo está compuesto por muchos órganos que están conectados entre sí para cumplir la función de digerir loa alimentos y que estos vayan a la sangre en forma de metabolitos (sustancias solubles en forma de glucosa, ácidos grasos y aminoácidos.

Los órganos del sistema digestivo están formados por la boca, el esófago, estómago, páncreas, hígado, duodeno intestino delgado e intestino grueso o colon. Tienen diferentes partes y diferentes funciones, entre ellas de suministrar las enzimas o catalizadores necesarios para digerir los diferentes alimentos que ingerimos diariamente.

El estómago es un órgano digestivo sensible que es

susceptible y expuesto a agentes patógenos exógenos de la dieta. En respuesta a tales patógenos, el estómago induce estrés oxidativo, que podría estar relacionada con el desarrollo de trastornos gástricos orgánicos tales como gastritis, úlceras gástricas y cáncer gástrico, así como trastornos funcionales, tales como dispepsia funcional. En particular, la bacteria *Helicobacter pylori* desempeña un papel importante en el estrés oxidativo en el estómago.

La Infección por *H. pylori* induce una fuerte respuesta inflamatoria, dando lugar a la generación de un número de ROS y especies reactivas de nitrógeno (RNS), que están mediadas por neutrófilos y macrófagos.

El estrés oxidativo no sólo está implicado en la patogénesis de la inflamación gástrica, ulcerogénesis, y la carcinogénesis en la infección de *H. pylori*, pero también en el de las enfermedades relacionadas con el estilo de vida, incluyendo la aterosclerosis, la hipertensión, la diabetes mellitus, las enfermedades isquémicas del corazón, y tumores malignos.

La función gastrointestinal disminuye con el envejecimiento, incluyendo retraso del vaciamiento gástrico, disminución del peristaltismo, y disminución del tránsito en el colon; esta calidad de vida, produce aumento de la morbilidad y la mortalidad.

El estrés oxidativo es uno de los principales contribuyentes al desarrollo de enfermedades del estómago.

El estómago es un órgano en contacto directo con patógenos externos; mediante la presentación de un entorno ácido fuerte, tiene un mecanismo de defensa biológica especial que elimina dichos patógenos. Sin embargo, *H. pylori* se las arregla para vivir en el estómago al romper a través de esta línea defensiva. En respuesta a la colonización de esta bacteria, mucosa gástrica puede ser expuesto a estrés oxidativo grave, con niveles considerables de la acumulación de células inflamatorias, que podrían estar relacionados con el desarrollo de la mucosa gástrica, así como trastornos neuromusculares.

Uno de los más importantes órganos del sistema digestivo es el páncreas. Veamos algunos de los procesos que se producen en el páncreas.

En los últimos años, además, se está mejorando claramente el conocimiento del papel de los metabolitos del oxígeno en el proceso inflamatorio. Los radicales libres de oxígeno regulan, aparentemente, la extensión de la necrosis de las células acinares, el desarrollo de edema pancreático, el secuestro de células inflamatorias dentro del páncreas y la liberación de mediadores inflamatorios desde las células acinares y no acinares de páncreas y pulmón. Diversos trabajos muestran un descenso en los niveles plasmáticos de antioxidantes (ácido ascórbico total) y un incremento en la liberación de productos derivados de la peroxidación lipídica tanto en pacientes con PA como en modelos experimentales. El organismo dispone de múltiples sistemas de depuración de radicales libres de oxígeno, tanto enzimáticos (superóxido dismutasa, catalasa, mieloperoxidasa y glutatión peroxidasa) como no enzimáticos (carotenos, ácido ascórbico y tocoferol. El ácido úrico, albúmina y ácido ascórbico suponen más del 85% de la capacidad antioxidante en el plasma humano. Otros elementos presentes en menor proporción son la bilirrubina, α-tocoferol, β-caroteno, triptófano, tirosina y selenio. Podemos hacernos la pregunta acerca de qué antioxidante es más relevante. La respuesta depende de las condiciones existentes en un micro entorno específico, en un momento dado y del tipo de situación oxidativa que tiene lugar. Así, el sistema de defensa antioxidante representa una red compleja con interacciones, sinergismos y tareas específicas sobre un determinado agente oxidante.

Diferentes estudios en modelos animales y humanos han analizado la relación del metabolismo oxidativo y la inflamación pancreática. Los estudios basados en experimentación animal indican que el estrés oxidativo pancreático tiene lugar en las etapas iniciales de su inducción. Se ha observado que el tratamiento con agentes antioxidantes reduce el daño célula y el edema en varios modelos animales.

Esto sugiere que la formación continua de radicales libres de oxígeno reduce las defensas celulares antioxidantes.

En el capítulo donde tratemos los niveles de azúcar en sangre, analizaremos las funciones del páncreas y cómo podemos estabilizarlas.

Complicaciones gastrointestinales

Los radicales de oxígeno están implicados como mediadores relevantes en la sepsis y shock séptico en animales, incluyendo los seres humanos. La sepsis es una respuesta sistémica causada por endotoxinas bacterianas tales como lipopolisacáridos, que inducen la liberación de ROS y la generación de numerosos factores pro-inflamatorias y óxido nítrico. Durante la sepsis, las complicaciones más frecuentes en el tracto gastrointestinal son los trastornos de la motilidad gastrointestinal y disfunción de la barrera mucosa.

El tracto gastrointestinal es uno de los sistemas de órganos más susceptibles a la isquemia. Innumerables investigaciones han demostrado que la isquemia / reperfusión es un importante contribuyente a la lesión de la mucosa gástrica causada por tensiones tales como quemar el estrés o choque hemorrágico, y *H. pylori* infección. Además de las lesiones en la mucosa, el vaciado gástrico retrasado también se informa asociado a la isquemia / reperfusión gástrica asociada con la interrupción de la red de ICC y las neuronas nNOS-positivos.

Como podemos observar, innumerables investigaciones han demostrado la relación tan estrecha entre el estrés oxidativo a nivel celular en el sistema digestivo y las diferentes patologías que se presentan y que afectan todos los procesos de digestión, asimilación, absorción y evacuación de desechos.

Las soluciones que contienen concentraciones de moléculas redox han reducido drásticamente estos fenómenos de estrés oxidativo en cada uno de los órganos que lo presentan, equilibrando las concentraciones de oxidantes y reductores, devolviendo la comunicación celular y además por su fuerte actividad antiviral y antibacteriana, se han podido controlar y eliminar la existencias de bacterias que producen muchos de estos desequilibrios.

CAPITULO XI
LOS PROCESOS REDOX Y SU ENFLUENCIA EN EL DESEQUILIBRIO DE LOS NIVELES DE AZUCAR EN SANGRE.

La diabetes de tipo 1 prevalece y se caracteriza por su carácter autoinmune con la destrucción progresiva de las células beta y la falta de insulina en pacientes genéticamente predispuestos.

La hiperglucemia en un estado de alteración de la regulación de la glucosa que causa el predominio del estrés oxidativo sobre los sistemas de defensa del cuerpo, dando lugar a daño oxidativo del ADN, que posiblemente contribuye a disfunción de las células beta pancreáticas, IR e hiperglucemia más pronunciada.

Aun no se tiene claro este mecanismo del sistema inmune para atacar las células pancreáticas, pero si nos atrevemos a decir, que estos ataques de destrucción del sistema inmune, están provocados por una mala información celular. Si las células logran informar correctamente el problema en cuestión, las respuestas inmunes serán correctas. Si la célula presenta estrés oxidativo, se corta el canal de señalización electrónica, produciéndose un caos en la defensa del cuerpo.

El tratamiento de pacientes con desequilibrios de azúcar en sangre a través de soluciones de moléculas redox ha obtenido resultados muy favorables en poco tiempo, dejando en muchos casos de suministrarse las dosis de insulina inyectable.

Otro caso de desórdenes de concentraciones de azúcar en sangre se debe al estrés oxidativo a nivel celular. Las células tienen en sus superficies unos conductos que actúan como cerraduras, la insulina actúa en esa cerradura como la llave que las abre. Todos los estudios indican que cuando la célula presenta estrés oxidativo, cierra las cerraduras, como un sistema de protección para las células. Al utilizar soluciones de moléculas redox, este estrés oxidativo se elimina, las células disponen nuevamente las cerraduras para que la insulina pueda abrirlas y sea procesada para producir energía en forma de ATP.

Este es uno de los padecimientos más degenerativos del cuerpo humano, ya que la producción de energía en forma de ATP, constituye la base de todos los procesos bioquímicos del cuerpo. Los órganos más afectados ante la falta de producción de energía son el corazón, los pulmones, el cerebro, el sistema digestivo y muscular, ya que cada uno de ellos necesita grandes cantidades de energía para el desarrollo de sus funciones.

CAPITULO XII
LOS PROCESOS REDOX Y EL ESTRÉS OXIDATIVO A NIVEL MUSCULAR

El **sistema muscular** permite que el esqueleto se mueva, se mantenga firme y estable y también da forma al cuerpo. En los vertebrados los músculos son controlados por el sistema nervioso, aunque algunos músculos (tales como el cardíaco) pueden funcionar de forma autónoma. Aproximadamente el 40 % del cuerpo humano está formado por músculos, es decir, que por cada kilógramo de peso total, 400 g corresponden a tejido muscular.

Los músculos son asociados generalmente con funciones obvias como el movimiento, pero en realidad son también los que nos permiten impulsar la comida por el sistema digestivo, respirar y hacer circular a la sangre.

El funcionamiento del sistema muscular se puede dividir en 3 procesos: uno *voluntario*, a cargo de los músculos esqueléticos; otro *involuntario*, realizado por los músculos viscerales; y un último proceso que es el de los músculos cardíacos y del funcionamiento *autónomo*.

Los músculos esqueléticos permiten caminar, correr, saltar, etc.; en fin, facultan una multitud de actividades voluntarias.

Los músculos involuntarios se desempeñan de manera independiente a nuestra voluntad pero son vigilados por el sistema nervioso. El proceso autónomo se lleva a cabo en el corazón, órgano compuesto de músculos cardíacos. La función de este tejido es contraerse miles de millones de veces, soportando la fatiga y el cansancio; si no, el corazón se detendría.

Las mitocondrias son muy abundantes en el corazón, donde constituyen un 20-40% del volumen celular, por ser un tejido de gran demanda energética. La producción energética mitocondrial depende de factores genéticos codificados por el núcleo y por el ADN mitocondrial, que modulan la función mitocondrial normal, incluyendo la actividad enzimática y la disponibilidad de cofactores, y de factores ambientales como la disponibilidad de combustibles (p. ej., azúcares, grasas y proteínas) y oxígeno.

Para analizar los procesos redox a nivel muscular, analicemos el musculo más importante del cuerpo: el corazón. Los demás músculos del cuerpo su actividad celular es igual a la de este musculo desde el punto de vista quimico-fisiologico.

Para su correcto funcionamiento, el corazón depende estrechamente de la energía oxidativa generada en las mitocondrias, principalmente a partir de la betaoxidación de los ácidos grasos, de la cadena respiratoria de electrones y de la fosforilación oxidativa. Los defectos en la estructura y función mitocondriales se asocian a enfermedades cardiovasculares, como las miocardiopatías hipertrófica y dilatada, defectos en la conducción cardíaca y muerte súbita, miocardiopatías isquémicas y alcohólicas y miocarditis. Aunque una parte de estas anomalías mitocondriales tiene una base genética definida (p. ej., los cambios en el ADN mitocondrial que conducen a una disfunción de la fosforilación oxidativa, o los defectos de la betaoxidación de los ácidos grasos debidos a mutaciones específicas del ADN nuclear), otras anomalías parecen deberse a agresiones cardiotóxicas o ambientales más esporádicas o a causas todavía no identificadas.

Las mitocondrias humanas contienen su propia molécula circular de ADN en forma de doble cadena, que engloba 16.569 pares de bases que codifican 13 proteínas, las cuales constituyen una parte de los 5 complejos enzimáticos involucrados en el transporte de electrones y la fosforilación oxidativa. Los genes de ADN mitocondrial que codifican proteínas son transcritos en forma de ARN mitocondrial específicos que se traducen en un complejo específico de síntesis ribosoma/proteína. El ADN mitocondrial también codifica parte de la maquinaria de síntesis proteica mitocondrial, como 2 ARN ribosómicos (ARNr) y 22 ARN de transferencia (ARNt). En general, cada célula cardíaca contiene múltiples mitocondrias (50-100) y cada mitocondria contiene múltiples copias de ADN mitocondrial (1-10 moléculas/mitocondria). La biogénesis mitocondrial está aumentada durante la hipertrofia cardíaca, en el tratamiento con diversos agentes como, por ejemplo, la tirotoxina o los agentes xenobióticos, durante la estimulación eléctrica y en el ejercicio. En la actualidad, todavía no han sido completamente caracterizados los mecanismos que regulan los niveles de ADNmt específicos del corazón, ni el número global de mitocondrias. Sin embargo, está bien establecido que las mutaciones puntuales patogénicas y las deleciones a gran escala en el genoma mitocondrial, así como la depleción generalizada del ADNmt, tienen consecuencias graves en órganos como el corazón, en donde el ATP derivado de la fosforilación oxidativa es necesario para mantener la contractilidad miocárdica.

Los defectos en la conducción cardíaca y las arritmias están presentes frecuentemente en pacientes con defectos específicos en la oxidación de los ácidos grasos.

Al oxidarse los ácidos grasos que componen la pared celular, estos pierden su linealidad por la acción de la entrada de uno o varios agentes oxidantes, perdiendo la pared celular su elasticidad y facilidad de alongarse. De igual forma sucede con los glóbulos rojos, los cuales deben contraerse al entrar en un vaso sanguíneo. Si sus paredes celulares están endurecidas por oxidación de los lípidos que la componen, habrá gran dificultad para que puedan llevar el oxígeno y los nutrientes a todas las partes del cuerpo.

Hace mucho tiempo que se sabe que los fármacos anticancerosos de tipo glucósido antraquinona (p. ej., la adriamicina-doxorrubicina) afectan a la función miocárdica. En la miocardiopatía inducida por doxorrubicina se producen cambios moleculares y bioquímicos en el miocardio que se acompañan de sorprendentes cambios en la estructura y función mitocondriales. Los cambios mitocondriales incluyen un gran aumento de la producción de radicales libres debido a una actividad anormal de la deshidrogenasa de NADH; un incremento del daño del ADN mitocondrial, del tipo de acumulación de 8 OHdG y deleciones a gran escala de ADN mitocondrial; alteraciones en la homeostasis del Ca^{2+} mitocondrial; cambios en la actividad de las enzimas implicadas en la oxidación de los ácidos grasos y aumento de la actividad de la translocasa de nucleótidos de adenina.

Posibles mecanismos de producción de radicales libres durante el ejercicio Durante el ejercicio hay un incremento en la liberación de catecolaminas, cuya auto-oxidación puede producir radicales libres. El daño muscular luego del ejercicio puede causar inflamación y liberación de superóxido desde la NADPH oxidasa de los neutrófilos. Sin embargo, usualmente se piensa que una de las fuentes más importantes de ROS durante el ejercicio, es la producción mitocondrial de superóxido, mediante reacciones secundarias de los radicales flavina o ubisemiquinona (UQH-) con el oxígeno: $UQH\cdot - + O2 = UQ + O2\cdot - + H+$ [ecuación 1].

La actividad física incrementa considerablemente la demanda de energía, y para proveer de este oxígeno, el cuerpo podría aumentar su captación tanto como 15 veces, y el flujo de oxígeno a través de los músculos activos podría incrementarse tanto como aproximadamente 100 veces respecto a los valores de reposo. Consecuentemente, se argumenta que un aumento sustancial en la producción de superóxido mitocondrial, es inevitable, sin embargo este fundamento adolece de algunas fallas: primeramente, la velocidad de producción de superóxido por la ecuación 1 es linealmente dependiente de la tensión de oxígeno y esto lleva a una disminución de la producción de superóxido cuando la pO2 desciende (como podría esperarse en el músculo activo). Por otra parte el radical ubisemiquinona no aumenta automáticamente a medida que el flujo a través de la cadena de transporte de electrones se incrementa. De hecho, el descenso del potencial de la membrana mitocondrial (como ocurre cuando las mitocondrias del músculo aumentan su velocidad de producción de ATP) disminuye la producción mitocondrial de radicales libres. Esto sucede a pesar de un dramático incremento de la velocidad de consumo de oxígeno.

CAPITULO XIII

LAS MOLECULAS REDOX Y LAS AFECCIONES DEL

SISTEMA RESPIRATORIO

En el desarrollo de numerosas enfermedades pulmonares, junto con la inflamación y el consiguiente remodelado de las vías respiratorias, se genera un desequilibrio entre los agentes oxidantes, reductores y antioxidantes, denominado estrés oxidativo. Este fenómeno se ha implicado tanto en la patogenia como en la cronificación del asma, la enfermedad pulmonar obstructiva crónica (EPOC), el síndrome de apneas obstructivas durante el sueño, las neumopatías intersticiales y la fibrosis quística. Las especies reactivas oxidantes, incluido el anión superóxido (O_2), los radicales hidroxilo y el peróxido de hidrógeno (H_2O_2), se sintetizan como respuesta de las células inflamatorias y serán causantes de la oxidación de los ácidos nucleicos, de las proteínas y de los lípidos de membrana, lo que causa daño celular y potencia la inflamación. Hasta hace poco tiempo era difícil cuantificar la producción de las especies reactivas oxidantes en las vías aéreas. De hecho, ha sido en los últimos años cuando ha resultado posible determinar, de forma indirecta, sus valores en el aire exhalado y en el tejido de pacientes asmáticos.

A lo largo de los últimos años se han acumulado evidencias que también permiten otorgar a las ROS cierto grado de protagonismo en el desarrollo de diversas enfermedades respiratorias. En los procesos inflamatorios de las vías respiratorias se observa frecuentemente una respuesta inmunoinflamatoria caracterizada por la activación de células epiteliales y macrófagos, así como por el reclutamiento y activación de neutrófilos, eosinófilos, monocitos y linfocitos. Las células desplazadas al espacio aéreo tendrán la capacidad de generar ROS en respuesta a diversos estímulos, incluidas las citocinas. La activación de células fagocitarias, como los macrófagos, neutrófilos y eosinófilos, da lugar a la liberación de aniones superóxido, que rápidamente, por la acción de la superóxido dismutasa, se transforman en peróxido de hidrógeno (H_2O_2) gracias a la participación de la superóxido dismutasa. Las ROS y los radicales libres de nitrógeno se sintetizan de forma endógena a partir de la respiración mitocondria, la activación de los sistemas de la hidrofosfato de dinucleótido de nicotinamida y adenina (NADPH) y de la xantina/xantinaoxidasa.

La utilización de soluciones salinas electrolizadas han mostrado mucha eficiencia en la estabilización del estrés oxidativo a nivel celular para enfermedades del sistema respiratorio. Casos muy impactantes los relacionados con fibrosis quística pulmonar, que en solo 5 días, los pacientes han tenido resultados muy satisfactorios.

CAPITULO XIV
LOS PROCESOS REDOX Y LA REGENERACION CELULAR. AFECCIONES DEL ADN. ENVEJECIMIENTO: PROCESO NATURAL O INDUCIDO.

La hipótesis general más aceptada de por qué envejecemos es la acumulación de daño en nuestro material genético (DNA o ADN), que se produciría asociado al proceso mismo de la vida, cada célula que respira, cada proteína formada, cada digestión, cada pensamiento, cada paso…lo mismo que nos permite vivir es lo que poco a poco nos desgasta y acaba con nosotros.

Hay dos tendencias que explican las causantes del deterioro de ADN:

- El efecto de los radicales sobre los puentes de hidrogeno del ADN
- El acortamiento de los Telomeros.

El proceso normal de producción de energía en nuestras células, esencial para mantener las funciones vitales, tiene lugar en el interior de las mitocondrias. De manera colateral, durante este proceso se generan especies reactivas del oxígeno (ROS, reactive oxygen species) que son compuestos moleculares inestables, extremadamente reactivos, que alteran todos los componentes celulares (ácidos nucleicos, proteínas y lípidos). Se ha calculado que cada molécula de ADN contenida en cada una de nuestras células es objeto de 10.000 ataques por día por parte de los radicales libres.

Ahora cabe predecir que parte del ADN es más susceptible de estos ataques. Veamos la siguiente gráfica.

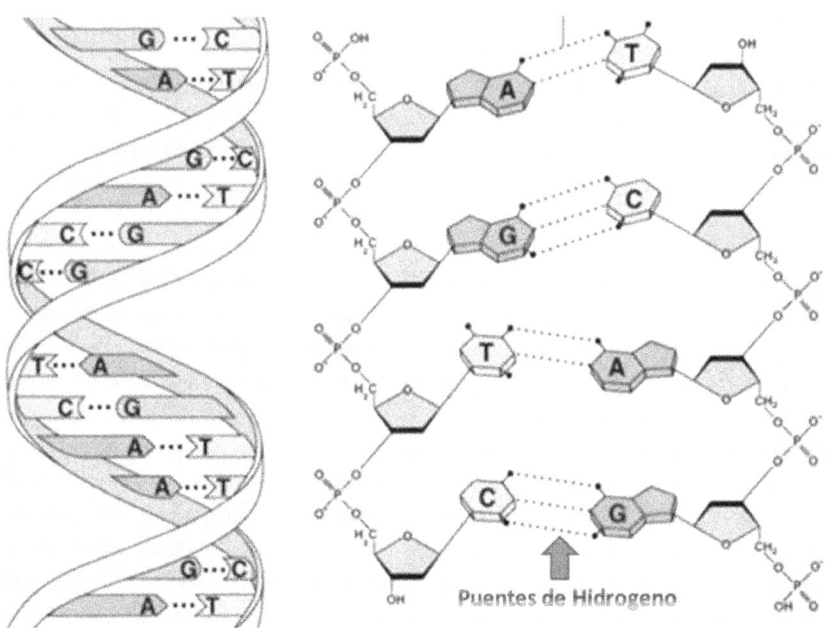

El ADN es una columna vertebral compuesta de desoxirribosa (Azúcar) y fosfato.

·   Conectada a cada molécula existe una de las cuatro bases orgánicas:

-    Purinicas: Adenina- Guanina

-    Piriminicas: Timina- Citosina

·   La combinación Base-Azúcar- Fosfato de denomina: Nucleótido y se unen para formar una macromolécula de cadena larga.

Los enlaces que unen las moléculas en los nucleótidos, son enlaces covalentes polares de gran energía de enlace, mientras que los enlaces que unen la Adenina-Timina (A-T) y la Guanina-Citosina (G-C), son enlaces por puentes de hidrogeno, donde el enlace se produce a través de interacciones electrostáticas de bajo nivel energético de enlace.

Enlace por puente de hidrógeno es una atracción que existe entre un átomo de hidrógeno (carga positiva) con un átomo pequeño muy electronegativo, como flúor (F), oxígeno (O) o nitrógeno (N) (F-H, O-H, N-H), que posee un par de electrones libres (carga negativa), de ahí el nombre de "enlace de hidrógeno", que no debe confundirse con un enlace covalente a átomos de hidrógeno). Un puente de hidrógeno es en realidad una atracción dipolo-dipolo entre moléculas que contienen esos tres tipos de uniones polares. Este tipo de atracción tiene solamente una tercera parte de la fuerza de los enlaces covalentes.

Después de haber definido las estructuras moleculares y los enlaces entre ellas en la composición del ADN, cabe preguntarnos:

Que estructuras del ADN son más susceptibles a ataques de los radicales libres, cuando el proceso metabólico se desestabiliza en su proceso redox?

Las moléculas de oxigeno reactivos trataran de encontrar los electrones necesarios para su estabilización energéticas en los hidrógenos que se encuentran uniendo las estructuras de Adenina-Timina (A-T) y la Guanina-Citosina (G-C), rompiendo los enlaces por puente de hidrogeno, estos ataques pueden desencadenar afectaciones muy graves en la salud de la célula y la mitocondria.

El ADN contenido en el interior de las mitocondrias está mucho más expuesto que el ADN del núcleo, ya que está más próximo a la fuente de los ROS y está menos protegido, al carecer de histonas. Puesto que el ADN mitocondrial codifica sobre todo para componentes de la maquinaria de producción de energía, estos componentes acumulan alteraciones que contribuyen a disminuir su funcionalidad, lo que produce una disminución de la producción de energía (ATP), efecto que puede manifestarse a cualquier edad. Cuando la producción de ATP disminuye por debajo de un umbral, la célula deviene incompetente, por lo que se desencadena el proceso de muerte celular por apoptosis, de manera que disminuye el número de células productoras de energía, que contribuye al proceso de envejecimiento.

Andrew Collins, del Rowett Research Institute en Escocia, publicó en la revista *BioEssays* un extenso trabajo en el que demuestra que se ha sobreestimado el daño oxidativo al ADN. De hecho, este investigador plantea algo que parece obvio, y es que si la producción de especies de oxígeno reactivas o radicales libre, es una consecuencia inevitable del proceso metabólico, pero al mismo tiempo constituye una amenaza para la estabilidad de los genes, la evolución debió generar mecanismos de protección muy eficientes para que no afectaran a las especies (en las que estamos incluidos nosotros). Collins, a través de mediciones del nivel de oxidación del ADN, concluye que nuestro sistema antioxidante mantiene un cierto nivel de oxidación del ADN que es tolerable en términos de la estabilidad de nuestros genes. Así que nuevamente: cuidado con el exceso de antioxidantes, que pudiera tener el efecto contrario al que buscamos. Claro, Collins también se pregunta que si el daño oxidativo no es una causa importante de cáncer, ¿cómo se explica el efecto protector plenamente demostrado que tienen frutas y vegetales? Por lo pronto, postula que puede haber otro tipo de daños al ADN que nuestra dieta evita y repara.

Queda claro que cada día la comunidad científica esta más de acuerdo que la alimentación correcta, la adecuada oxigenación de nuestras células y el control de las emociones, son tres elementos muy importantes para estabilizar el proceso metabólico y la reducción de radicales libres.

La utilización de soluciones salinas electrolizadas con altos niveles de oxígeno e hidrogeno disueltos, neutralizan los desequilibrios metabólicos, facilitando el equilibrio redox en la producción de energía.

Otro aspecto muy importante en la estructura celular se estudia muy profundamente en la determinación de la causa del envejecimiento, donde la pregunta es:

¿Determinan el envejecimiento la actividad de la telomerasa y la biología de los telomeros?

Los telómeros son las secuencias repetitivas de ADN especializadas en los extremos de los cromosomas lineales, y proteínas asociadas, que sirven para mantener la integridad de los cromosomas. La telomerasa es un complejo ADN polimerasa ribonucleoproteína que mantiene la longitud del telómero. El complejo comprende la proteína telomerasa transcriptasa (ter o hTERT en los seres humanos) y un ARN catalítico (TERC) revertido. En ausencia de actividad de la telomerasa los telómeros se acortan progresivamente debido al ataque de los radicales libre.

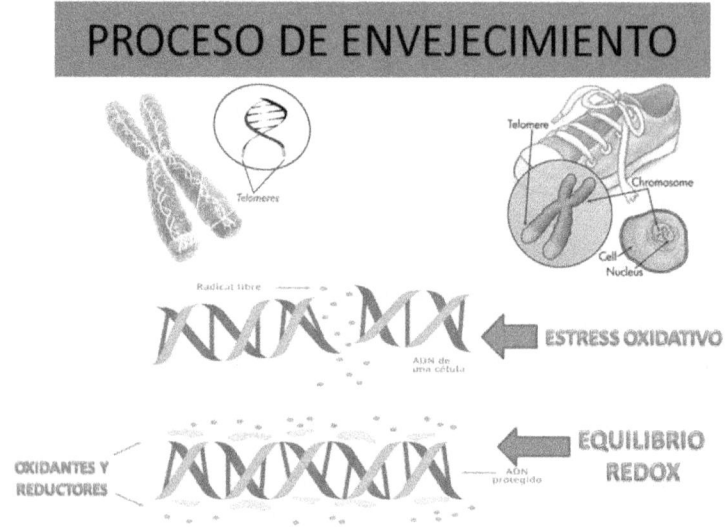

La comunidad científica trabaja para determinar los mecanismos y las causas del acortamiento de los telomeros y su influencia en el envejecimiento. Cuando los radicales libre atacan los telomeros, el ADN tiende a reponer la estructura telomerica, cuando esto se produce, el cromosoma tendrá una longitud reducida con respecto al anterior al ataque. Cuando la célula se reproduce, lo hace con un cromosoma acortado, el cual contiene menor información genética que la anterior, produciendo deterioro y envejecimiento.

Eliminar el estrés oxidativo, elevar la comunicación celular y disminuir el ataque de los radicales libres a los telomeros del ADN, provocaría un proceso de equilibrio y salud en nuestro cuerpo y el añorado proceso de detener el envejecimiento.

Por estas razones nos planteamos que el envejecimiento es un proceso inducido y no un proceso natural, somos la única especie en la tierra que envejece con el tiempo. Somos la única especie que hemos creado el paradigma que todos debemos envejecer.

Deepak Chopra en su libro Cuerpos sin edad, mentes sin tiempo, deja claro este concepto.

El envejecimiento es irreversible. La edad biológica no se corresponde con la edad cronológica. Puedes tener cronológicamente veinte años y hallarte emocional y físicamente acabado, por lo que tu estado biológico será el de un anciano. Por el contrario puedes tener setenta años y estar física, espiritual y emocionalmente en forma, con unos niveles biológicos de resistencia, vitalidad, creatividad, lucidez y dinamismo propios de una persona joven.

CAPITULO XV

EL ORIGEN DE LA CELULITIS Y LA ARTRITIS

El ácido úrico es el producto final del metabolismo de las purinas, es un producto de desecho, que no tiene ninguna función fisiológica. El hombre carece de uricasa, una enzima que poseen otras especies, que desdobla el ácido úrico para producir un producto más soluble en agua (alantoína), con lo cual se prevendría su acumulación. La concentración plasmática de uratos se mantiene prácticamente constante como consecuencia de un balance entre producción y excreción. Una pequeña cantidad es eliminada por el intestino y degradada por las bacterias. El riñón juega un gran rol en el manejo de la excreción; un poco como si no supiera que hacer con él. Casi todo el ácido úrico plasmático es filtrado por el glomérulo, pero es reabsorbido en un 80% en el túbulo proximal; algo de éste vuelve a ser secretado a la luz tubular, para volver en una pequeña

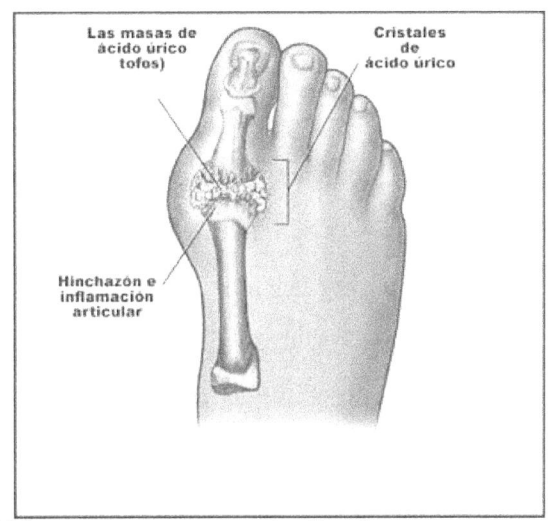

fracción a ser reabsorbidos en segmentos más distales.

El ácido úrico tiende a ser expulsado también por el sistema linfático a través de las articulaciones, pero en presencia de una actividad sedentaria, este comienza a concentrarse en las articulaciones y se forman pequeños cristales que dan origen a problemas articulares como la artritis.

Las zonas de las axilas y los brazos, el cuello, los glúteos y los muslos, son las zonas más factibles de que se acumulen altas concentraciones en cristales de ácido úrico. Todo parece indicar, que ante tales concentraciones de ácido úrico, el sistema inmune envía concentraciones de grasas y agua para envolver estos cristales y que no afecten los sistemas de circulación, articulación y/o movimiento, impulsos nerviosos (ya que el ácido úrico es un aislante neurotransmisor), transporte de minerales a los huesos y la actividad muscular.

Cada lóbulo de grasa en la piel, tiene en su centro un cristal de ácido úrico.

Pruebe a presionar las bolitas de grasa que tiene en los muslos y antebrazos y se percatara que el dolor que produce es al equivalente a la existencia de un pinchazo por un cristal. Paralelamente si trata de disolverlo, sentirá un ardor en la zona afectada. Cada presión que efectué sobre estos cristales, producirán manifestaciones de dolor muy parecidos a cuando tocamos la corriente eléctrica. Esto se debe a que el ácido úrico y las toxinas son aislantes neurotransmisores.

CAPITULO XVI

CRISIS CURATIVAS. PROCESO DE SANACION DEL CUERPO.

La desintoxicación es para rejuvenecer la mente y el cuerpo y un impacto positivo en el bienestar y la calidad de vida. Sin embargo, a veces la reacción inicial a un programa de desintoxicación puede ser cualquier cosa menos agradable. El proceso de curación a veces incluye una crisis de curación, también conocido como la reacción de desintoxicación, la reacción de limpieza, y la reacción de Jarisch-Herxheimer. Durante una crisis de curación, se puede sentir aún peor que antes de comenzar su programa de desintoxicación. La mayoría de las enfermedades no manifiestan síntomas, solo cuando se manifiesta la crisis curativa, observamos los síntomas de que estamos enfermos. La buena noticia es que esta reacción es probablemente una señal de que usted está consiguiendo mejor por medio de una limpieza profunda y minuciosa por parte de los mecanismos de defensa del cuerpo.

El cuerpo humano tiene diferentes mecanismos para eliminar las toxinas o desecho y este proceso lo realiza a través de 4 de sus principales órganos: piel, pulmones, sistema digestivo y sistema renal.

¿Qué es una crisis de curación?

Las toxinas ambientales se acumulan en los tejidos en todo el cuerpo, especialmente el tejido graso (véase celulitis). Muchas de estas toxinas entran al cuerpo a través de los alimentos, bebidas, tabaco, y sustancias químicas que se acumulan en nuestro organismo por la ingestión de medicamentos, drogas, etc. Las emociones también producen sustancias que dañan la salud del cuerpo en determinados momentos de nuestras vidas, ejemplo la adrenalina. En el momento de nacer, nuestro cuerpo tiene que producir un cambio en su respiración: tenemos que dejar de vivir de forma anaeróbica y comenzar a tomar el oxígeno del aire y vivir de forma aeróbica; nuestro pulmones tienen que comenzar a funcionar, es entonces cuando nuestro cuerpo produce una descarga de adrenalina, la cual activa los pulmones y comenzamos a vivir mediante la respiración aeróbica. Si esta descarga de adrenalina se produce a los 20 años de vida, no resistiríamos las consecuencias de un infarto. Además, el cuerpo humano tiene colonias bacterianas. Al limpiar su cuerpo, las toxinas y las bacterias mueren y liberan endotoxinas. Cuando se desalojan las toxinas y residuos, el cuerpo comienza a descargarlas en el torrente sanguíneo para ser filtrados y eliminados. Esta circulación repentina de toxinas puede afectar temporalmente la presión arterial y los síntomas de la enfermedad (sudoración, fiebre, malestar, etc.) ocurren con frecuencia. Muchas de estas toxinas son aislantes neuro-trasmisores, impidiendo y aislando los impulsos eléctricos del cerebro, trayendo como consecuencia, cansancio en el cuerpo, fundamentalmente en las extremidades.

¿Cuáles son las manifestaciones de una crisis de curación?

Las manifestaciones que usted experimenta en una crisis de curación pueden incluir dolor de cabeza, náuseas y fiebre - síntomas que normalmente se experimentan durante la enfermedad. Durante la crisis, también puede producirse una recurrencia de los síntomas de las enfermedades. Los síntomas de una crisis de curación varían de una persona a otra y pueden incluir:

- Fatiga
- Diarrea
- Dolores de cabeza
- Fiebre alta
- Ansiedad
- Los cambios de humor
- Náusea
- Irritaciones de la piel
- Nariz congestionada

- Congestión
- Variaciones en la presion arterial
- Inflamación. (proceso que veremos más adelante)

¿Cuánto dura una crisis curativa?

Una crisis de curación generalmente dura alrededor de tres días a una semana, dependiendo de la persona y de la gravedad de su situación. A medida que su cuerpo comienza a expulsar toxinas, su energía puede disminuir y usted puede comenzar a sentirse mal. Si sucede, tomarlo como una señal de que su cuerpo está trabajando para eliminar las toxinas y residuos.

¿Qué más puede causar una crisis de curación?

A veces ni siquiera necesita iniciar un protocolo de limpieza de experimentar una crisis de curación. Las mujeres que han participado en la reflexología y el drenaje linfático han informado que experimentan los efectos del masaje, baño sauna y otras terapias también pueden desalojar toxinas y estimular una crisis de curación. En muchos casos, en el mismo proceso de la terapia, comienzan procesos de expectoración, congestión nasal y mareos a la hora de levantarse de la mesa de masajes.

La medicina convencional ha indicado que los protocolos de tratamiento para muchas enfermedades pueden incluir una crisis curativa. Por ejemplo, los tratamientos de sífilis a menudo inician una respuesta Jarisch-Herxheimer (crisis curativa), con dolor de cabeza, fiebre, escalofríos, empeoramiento de las lesiones, y malestar general. Los estudios de casos sugieren antibióticos para leptospirosis, una infección bacteriana potencialmente mortal, puede provocar también una crisis de curación.

Cómo manejar una crisis de curación

Para una crisis curativa es importante mantenerse hidratado con agua purificada para animar a su cuerpo para eliminar y expulsar las toxinas. Las moléculas de comunicación celular facilitan a las células su equilibrio redox y la efectiva respuesta del sistema inmune. Pero que pasara en el cuerpo cuando las toxinas o los patógenos son detectados, si no hay una suficiente hidratación que solubilice estos desechos y los elimine del cuerpo? Dependiendo del programa de desintoxicación, el jugo de limón y té de hierbas también pueden ayudar a eliminar las toxinas y proporcionar nutrientes y antioxidantes. Masajes, acupuntura, EFT (técnica de libertad emocional), y la meditación pueden ser útiles para el alivio de los indicios de una crisis de curación, especialmente la ansiedad y el estrés.

¿Ha experimentado una crisis de curación?

Mientras que una crisis de curación puede ser difícil de soportar, estar seguro de que pasará y que después será mejor debido a ella, indudablemente es una buena noticia. ¿Cuáles son sus experiencias antes, durante y después de una limpieza? ¿Alguna vez ha experimentado una crisis de curación? ¿Qué se siente?

El cuerpo siempre tiende hacia la salud perfecta y tiene también la capacidad para volver al estado de salud una vez que la ha perdido, siempre y cuando se pase por un proceso de eliminación o depuración.

Cuando se establece el proceso de eliminación, con frecuencia se inicia también un proceso de sanación conocido también como crisis de curación.

En una crisis de curación, todos los sistemas del cuerpo trabajan juntos para eliminar productos de desecho y sentar las bases para la regeneración de tejidos viejos que serán reemplazados por nuevos. La enfermedad se produce cuando el cuerpo por una razón u otra, es incapaz de llevar a cabo sus crisis de curación naturales. Durante la crisis curativa se liberan tanto el cuerpo como la mente y el espíritu y aunque algunas veces el dolor y los síntomas se agudizan durante la crisis curativa, esto es pasajero y necesario.

La crisis curativa suele traer nuevamente a un primer plano situaciones personales del pasado y como por lo general ya hemos olvidado las enfermedades y los problemas personales que se han tenido en el pasado, creemos que lo que nos sucede durante la crisis curativa es negativo, pero sólo es la manera de que el cuerpo se vale para desechar y manejar los problemas pasados.

Las reacciones físicas que se experimentan durante una crisis curativa pueden incluir erupciones en la piel, náuseas, dolor de cabeza, somnolencia, fatiga inusual, estreñimiento, diarrea, resfriados, infecciones del oído, abscesos o furúnculos o cualquier otro medio de los que el cuerpo se vale para liberar y eliminar las toxinas. Una crisis de curación normalmente dura alrededor de tres días, pero si la energía o vitalidad del paciente es baja, puede durar una semana o más.

Si este momento el cuerpo necesita jugos, y en especial agua para ayudar a desalojar las toxinas. En este momento será necesario el descanso. Será un buen momento para consentirse mental, emocional y físicamente. Debemos permitir que el cuerpo haga su trabajo, muchas veces ante una crisis de curación comenzamos a pensar en diferentes reacciones que pudieran sucederse en nuestro organismo, desafortunadamente estos pensamientos ante una crisis curativa nunca son positivos. Cada visualización que tengamos, cada pensamiento, cada sentimiento, nuestro cuerpo se encargara de materializarlo, por tal motivo, dormir permite al cuerpo hacer su trabajo sin nuestras interferencias del pensamiento. Esta es una de las razones por la cual cuando una persona tiene un accidente donde su cuerpo ha sido dañado profundamente, los médicos inducen el coma, para dejar al cuerpo hacer el trabajo de reparación.

Cuando las enfermedades son crónicas o viejas, una sola crisis no siempre es suficiente para la curación completa y será necesario pasar varias crisis curativas periódicas pero con cada crisis la mejoría es notable. De la misma manera en que tomó años en desarrollar una enfermedad, de la misma forma llevará tiempo recuperar la salud completa. El proceso es gradual, pero sin duda alguna si se le ayuda al cuerpo, se recuperará la salud y la energía.

Debemos tener en cuenta que una de las propiedades básicas de las células es su tasa de regeneración celular, cuando somos bebes esta tasa es muy pequeña, solo de 15 días, cuando pasamos de los 12 años se aumenta a 30 días y más de 45 años esta tasa es de 45 días. Si tenemos en cuenta estos datos, podemos decir que los procesos de sanación pueden durar hasta 45 días en personas de mayor edad.

Investigaciones realizadas con soluciones de moléculas redox, han demostrado que la tasa de regeneración celular se puede disminuir entre 16 a 50 %, siendo muy efectivas para enfermedades donde un órgano se ha destruido debido a muerte celular. Tratamientos para acné, quemaduras de la piel, afecciones en el hígado, pulmones, sistema nervioso central, etc. Han mostrados resultados sorprendentes en pocos días.

Proceso Inflamatorio:

Normalmente, cuando tenemos una inflamación recurrimos a un

anti-inflamatorio para tratarla y creemos que esta es la única opción para mejorarnos. Sin embargo, existe el enfoque de la homeopatía antihomotóxica, que sostiene que el cuerpo tiene la habilidad de curarse sólo a través de sus propias reacciones de excreción, como son: inflamaciones, erupciones o aumento de excreciones que hacen que a través de diferentes reacciones, se eliminen toxinas y éste restablezca su equilibrio homóstático, Visto así, el proceso inflamatorio es un proceso curativo producido por el mismo organismo y lo que hay que hacer es "modular" la inflamación, favorecer el proceso, para que se restablezca la salud. Cuando hay un exceso de inflamación se ha desequilibrado su modulación, este proceso puede ser provocado por una mala comunicación celular, el sistema inmune reacciona de forma incorrecta, provocando un suministro excesivo de agua, grasa y anticuerpos a la zona afectada.

¿Y qué es la inflamación?

Dentro de este contexto, la inflamación es un proceso que se comporta como una curva. Al principio de esa curva, que es cuando se establece la inflamación, hay edema, aumenta la circulación y cantidad de leucocitos que llegan a la parte afectada y esto, conlleva dolor. Después de esa primera etapa que es una curva ascendente que llega a un pico, es donde existe un fenómeno llamado hidrólisis o destrucción de los tejidos, a través del cual se liberan las toxinas de ese tejido donde está la inflamación. Y en la segunda parte de la curva, que es la descendente, es la resolución de la inflamación, se eliminan las sustancias y ésta desaparece. El cuerpo en este proceso, destruye las toxinas, hace hidrólisis del tejido, libera las homotoxinas y finalmente, las elimina, por lo cual bajo este enfoque, la inflamación, es un proceso curativo.

¿Por qué se produce la inflamación?

Se puede producir por un traumatismo o lesión, por inyección de toxinas o corrosivos por insectos, acumulación de toxinas en articulación, bacterias que ocasionan que el cuerpo responda con la inflamación. La inflamación es entonces, la respuesta del cuerpo para deshacerse de las toxinas y volver a la normalidad.

"Cuando usamos anti-inflamatorios, no se eliminan las toxinas, quedan en el cuerpo y ocurre un proceso que se denomina retoxicación. Se toma un inflamatorio, porque dentro del concepto alopático, no tienes por qué tener inflamación. Y entonces, las toxinas que producían la inflamación no se liberan, puede que al principio no ocurra nada, pero a la larga, si tomamos constantemente anti-inflamatorios, esas toxinas no eliminadas por el cuerpo, esos procesos de retoxicación, se transforman en padecimientos más profundos o enfermedades celulares donde hay deficiencias o disfunciones enzimáticas, por lo tanto, favorecen la aparición de enfermedades más graves y los procesos de tipo degenerativos, porque empiezan a alterarse los mecanismos básicos del cuerpo". Las moléculas redox reestablecen la comunicación celular a través de eliminar el estrés oxidativo. Este proceso es la base de la modulación del proceso inflamatorio ya que se ha restablecido la comunicación en el cuerpo. Cuando se hace una modulación de la inflamación, favoreciendo a los mecanismos naturales de excreción de toxinas, se está beneficiando al sistema inmunológico porque éste se está deshaciendo de sustancias que a la larga van a deteriorar la capacidad de respuesta del cuerpo.

CAPITULO XVII

EL PODER DE LA MENTE EN EL PROCESO DE SANACION

La sincronicidad es en realidad el cómo funciona la mente creativa del universo.

Nosotros como seres humanos, pensamos en términos lineales, o sea, pasa esto, pasa esto, pasa esto: pero en el universo toda pasa al mismo tiempo y cuando experimentamos esa sin cronicidad o coincidencias, en realidad, estamos participando de la mente creativa del universo.

Cuando nuestros ancestros pensaban en la inmensidad del universo, sentían algo sorprendente, se sentían conectados!

Una conexión espiritual no puede verse ni tocarse, aun así

podemos utilizar una facultad más fiable que los 5 sentidos, LA CONCIENCIA.

Solo si se es consciente de que algo es real, puede llegar a ser real.

La conciencia nos dice que estamos vivos, que pensamos y respiramos, nos dice si estamos contentos o tristes y también si estamos logrando vivir una vida satisfactoria.

La conciencia es como el alimento. Todo surge de la conciencia y cuando la conciencia está cuidando de cuando las percepciones erróneas se eliminan, la conciencia se convierte en sabiduría. Nuestra forma de pensar, nuestra forma de sentir lo determina todo.

Una persona puede tener un sentimiento como el miedo, el enojo. Si esta persona es un artista, un escritor o un líder, puede compartir su miedo o enojo con los demás, y juntos crean un sentimiento colectivo de miedo e ira. Y cuando el miedo y el enojo se vuelven colectivos, es extremadamente peligroso.

Los sucesos del 11 de septiembre crearon un montón de miedo y enojo al mismo tiempo. No muchas personas nos ayudan a entender nuestro propio miedo o enojo. Abrácenlo y miren profundamente en la naturaleza de nuestro miedo o enojo. El gobierno ha actuado sobre la base de ese miedo e ira colectiva. Todo esto es muy peligroso para la conciencia social.

La guerra contra el terrorismo nos ha obligado a buscar lo peor que hay en la gente. Sin embargo, no estimula a buscar dentro de la gente lo mejor de ellas. No debemos olvidar que todos tenemos dentro los mejores sentimientos.

La guerra contra el terrorismo es la búsqueda de todo lo contrario. Cuando viajamos en un avión, todos los pasajeros que nos acompañan pueden ser terroristas. Los chequeos en aeropuertos y terminales, buscan lo peor del ser humano. Ninguno de estos chequeos busca los mejores sentimientos que todos tenemos dentro. Y ese es un sentimiento colectivo que estamos creando. Cuando un país hace eso, actúa mal y aun mucha gente o muchos de nosotros han despertado a esa realidad.

Si tuvieras la realización de intervenir, con la sabiduría de la no discriminación, conoces la noble manera, el noble sendero de realizar la paz y hacer contacto con la alegría; el noble objetivo de crear un sentimiento colectivo de hermandad se despertará.

Puedes dar a la gente esta conciencia como alimento que es saludable. Porque cada uno de nosotros, como seres sociales podemos cambiar la conciencia. Podemos crear una conciencia colectiva que va en la dirección correcta. Una conciencia que contenga elementos de comprensión, tolerancia, compasión y no discriminación.

Si vivimos en una sociedad donde todos creemos en una misma cosa, cada uno de nosotros termina creyendo esa misma cosa.

Si vas a una galería de arte y no reconoces o entiendes ninguna de las pinturas expuestas, no ves belleza en las obras, pero oyes a todos diciendo que son hermosas, que son extremadamente caras y esto se debe a la calidad de las pinturas. Terminas creyendo que son excelentes las obras.

Y esa belleza es una fabricación de la conciencia colectiva.

Todos conocemos el mercado de valores: Es pura invención de la mente, no tiene ningún fundamento en la realidad.

Es por eso que es muy importante que no nos asociemos con personas que tienen mucho miedo y discriminación. Tenemos que crear a nuestro alrededor una comunidad para que la gente de una manera noble, que piense en términos de compasión, entendimiento y así permitir a sus hijos vivir ese ambiente, cuidando del alimento que se llama conciencia.

Por lo tanto, la comunidad debe organizarse de tal forma, de que se proveerá un tipo de alimento saludable, alimento de impresiones sensoriales, deseos sanos y una conciencia colectiva sana.

Todo lo que está vivo es una expresión elegante de la inteligencia de la naturaleza, que actúa a través de las leyes espirituales, tan misteriosa como el mismo espíritu. Alcanzar el éxito en la naturaleza se rige por las mismas leyes que rige la naturaleza. Cuando armonizamos con la naturaleza creamos un vínculo entre nuestros propios deseos y el poder que existe para que esos deseos se materialicen. Todo lo que deseamos puede crearse.

El verdadero éxito se mide por cómo hemos aprendido a crear junto al universo con eficiencia y sin esfuerzo alguno.

Comienza con la transformación de la conciencia en un deseo o una intensión, que más tarde haya un medio para hacerse realidad.

Bajo las capas del caos o la incertidumbre aparente, está ocurriendo algo creativo.

Los sabios orientales hablan de estar desapegados de los resultados de las acciones. En la sabiduría de la incertidumbre, propósitos ocultos siguen su propio curso.

Las leyes espirituales del éxito son en realidad los mecanismos en que lo no manifiesto, se convierte en manifiesto.

La Potencialidad dice que nuestro estado esencial, nuestro estado intrínseco, es de potencialidades infinitas, donde el potencial para cualquier oportunidad se encuentra en TODO.

Es el origen de toda creación, donde el soñador manifiesta su sueño.

Para tener todo lo que queremos, siempre que queremos y con el menor esfuerzo posible. Debemos estar enraizados en la sabiduría de la incertidumbre. La incertidumbre es el suelo fértil de la creatividad pura y también de la imaginación. La incertidumbre implica adentrarse en lo desconocido en todo momento de nuestra existencia. La incertidumbre es el suelo fértil de la creatividad pura, la libertad y la evolución. En la incertidumbre se encuentra la libertad para crear todo lo que se quiera. Lo desconocido es el campo de todas las posibilidades, siempre frescas, siempre nuevas, siempre abiertas a la creación de nuevas manifestaciones.

Cuando se manifiesta la incertidumbre nos abrimos a una amplia gama de posibilidades. Estamos en el camino correcto.

La incertidumbre es como entrar a un laberinto. Al entrar en un laberinto, es como viajar a nuestro propio centro, para después volver a nuestro mundo. Al adentrarse en la ley de potencialidad, vemos que aquí no hay objetos, no hay espacio tiempo, no hay energía, no hay información, sino un potencial infinito de información, energía, espacio tiempo y objetos.

Si observamos la naturaleza como un todo, parece estar funcionando muy bien hacia niveles más altos de conciencia. Parece que la naturaleza puede manifestar su intensión sin mucho estrés y tensión.

Y una vez más, la grandeza de naturaleza, ha vuelto a manifestarse en una de las estaciones más bellas del año.

La primavera ha llegado de nuevo y con sus bellezas inigualables, obliga al hombre a admirar y su poder creativo. Ahora en la naturaleza hay cierta emoción y encanto, ya que es tiempo de florecimiento y renovación. El sol dorado con un brillo especial brilla sobre el cielo azul. La tierra vieja huele a frescura, y brotes en colores en las ramas finas de los árboles, encantan los ojos de cada espectador. La tierra se adorna la cara con plantas y hierbas, y ha iniciado la temporada de su vitalidad.

La naturaleza, con un movimiento placentero y maravilloso, la salida de brotes delicados y frágiles del corazón de la tierra fría, el canto agradable de las golondrinas y palomas, la fragancia de los brotes y lluvias finas, celebra una gran conferencia en la que los capullos de distintos colores sonríen y atraen al hombre hacia sí mismos. Esta conferencia, acompañada de belleza y gloria, también transforma a los seres humanos y les recuerda que estas maravillas son obra de aquel creador que es bello y ama la belleza.

La voz de la vida, a la luz de la primavera, otorga paz y alegría al espíritu y alma del hombre y lo hace acompañar con la jubilosa fiesta de la naturaleza. El hombre empieza a meditar sobre las manifestaciones inigualables del mundo y goza al mirar este gran nacimiento de la naturaleza, porque cada sabio siempre busca comprender las realidades, y el mundo le sirve de espejo y de consejo.

Si no estamos con los mecanismos silenciosos y sin esfuerzos de la naturaleza? Que alternativa queda?

Trabajo, esfuerzo, frustración, lucha, todo aquello que creemos necesario hacer para lograr el éxito!!!!

Que es el éxito?

En términos espirituales el éxito es la expansión de la felicidad, progresar en la vida, desarrollando nuestra propia visión.

Es muy importante actuar conforme a las leyes de la naturaleza.

Hace algunos años, le presente a un experto, un proyecto donde la materia prima era un tipo de alga, que es arrastrada por las mareas hasta la costa, donde termina muriendo y secándose por el sol. Así forma parte de un desecho de la naturaleza. Estos residuos son tratados de diferentes forma, con el objetivo de extraer una hormona, que es desarrollada por el alga en su proceso de crecimiento desde el fondo marino hasta la superficie, este tipo de algas crecen hasta la superficie con el fin de hacer fotosíntesis de manera más eficiente. Estos extractos pueden ser utilizados para el crecimiento de los cultivos, desarrollando árboles y frutos más grandes y eficientes.

Cuando el experto analizo el proyecto expreso:

No te preocupes por su éxito, porque sigue fielmente todas las leyes de la naturaleza, creando un ciclo de reutilización de los recursos naturales, sin afectar el medio ambiente y sustituyendo todos los químicos que hoy afectan nuestros productos procedentes de la agricultura.

Para poder comprender estos fenómenos debemos entender que la fuente es puro potencial, el punto de la conciencia silenciosa e inamovible desde el que todo es posible.

Si le damos una oportunidad a nuestros instintos más profundos, el cambio es posible, a veces incluso la transformación.

He tenido muchas experiencias en la vida que me han servido para hacer cambios importantes, que cada una de ellas, me han promovido a una etapa superior en el desarrollo.

En ocasiones decimos: cómo es posible que me pase esto a mí? Por qué después de haber luchado tanto por esto, de repente todo se derrumba?

Hoy me doy cuenta, que si no hubiera sido por aquella conversación con uno de mis detractores, donde cada día que pasaba me ponía un puntapié para que no avanzara, cuando me dijo: debes comprender que uno debe estar donde los demás aceptan tu presencia, cuando uno no cabe en un lugar debe tomar la decisión de retirarse.

Aquella afirmación, me hizo tomar la decisión de irme a vivir a otro país y tomar como patria a nuestro maravilloso mundo.

Hoy comprendo que yo era dentro de aquel grupo de personas atrasadas, un centro de nuevas ideas, las cuales estaban afectando los conceptos de intolerancia, miedo, inseguridad y mentiras que ellos promulgaban.

Muchos nos preocupamos de que mundo le dejamos a nuestros hijos, sin embargo, nadie se preocupa que tipos de personas le dejamos a nuestro mundo. Analicemos lo siguiente:

-Lo que pensamos, creamos.

. Lo que sentimos, atraemos.

. Lo que nos imaginamos, en eso nos convertimos

Reflexionen sobre estas sabias palabras. Es importante que usted entienda completamente. Usted está creando su futuro. No se alarme a los cambios corporales que están experimentando. Se están preparando para convertirse en los Seres de Luz que son. Al igual que la mariposa, que está emergiendo de la crisálida, creando las enzimas necesarias que le permitirán después volar. No se alarme cuando experimente calor o frío extremo, mareos, alteraciones en la forma de lidiar con la vida, el sueño, los hábitos alimenticios, etc. Vea cada cambio como un paso hacia la realización. No hay necesidad de sentirse alarmada o busque ayuda médica. Se trata de un proceso natural. Dele la bienvenida.

Todo está ocurriendo a un ritmo que sea aceptable para cada uno de ustedes. Todo se aclarará en la plenitud de los tiempos. Las cadenas que te atan están cayendo lejos. Se están convirtiendo libres de toda restricción. Ir hacia adelante con confianza, ya que este es su verdadero camino.

La exposición se está expandiendo a un ritmo de nudos. Los que están en la parte superior de la pirámide, saben que no pueden aguantar mucho más. Prometimos que las estructuras corruptas que se desmoronan y caen. Buenas personas están llegando a un primer plano y que están preparando el camino para el 99% para tomar el control. Estas personas están en su lugar en todo el mundo, dispuestos y capaces de tomar las riendas y así seguir funcionando la humanidad en equilibrio. Te has convertido en acostumbrados a recibir órdenes y obedecer las leyes, pero esta es su oportunidad de hacer un mundo más justo para toda la humanidad. No tener la tentación de tomar decisiones apresuradas. Mantener la calma y considerar cuidadosamente los planes que usted está esperando para poner en funcionamiento: deben beneficiar a toda la humanidad. Debe asegurarse de que nunca más será posible para una minoría de saquear y controlar su mundo. Has esperado mucho tiempo para este momento, para que la humanidad sea libre y el asesinato SE DEBE de detener para siempre.

Es importante educar a los jóvenes, y eliminar todo las prácticas de embrutecimiento que estén en vigor. Abrir las mentes de los jóvenes a todas las posibilidades. Asegúrese de que la VERDADERA HISTORIA es impartida por la liberación de sus mentes para explorar sin restricciones. Cada tipo de perjuicio se debe retirar y dejar en el pasado. Puede tomar tiempo, pero te aseguro que la gente del mundo aprenderá a celebrar sus diferencias y compartir sus conocimientos. Cuando el conocimiento antiguo de todo el mundo se comparta, la mayor comprensión de su mundo beneficiará a todos.

La naturaleza está ahí, esperándote, tendrá todo lo necesario, todo lo que necesitas para completar ese proyecto. Todo está ahí, puedes relajarte y confiar que todo saldrá a la perfección. Vivimos en un mundo que todo es posible. No hay accidentes, hay una inteligencia divina organizadora que sostiene todas las cosas.

Tienes que llegar hasta el punto que no te concentres en ti, en las cosas que quieres para ti, y comiences a pensar, prefiero que lo tenga otra persona antes que yo. En esto consiste la comprensión de Dios.

Una de las cosas que pasan cuando te alejas del EGO es que pasas de un estado de derecho a un estado de humildad. Eres de lo que provienes.

Si es de una divinidad, tienes que ser divino.

Si levantas las manos y dices que son las manos de Dios. Qué hace Dios con sus manos?

Dios sólo da: Es lo único que sabe hacer.

Tanto pasas de pensar de cómo conseguir cosas a cómo puedes ofrecerlas!

Si no estás pendiente de ti, sino de dar, el universo se encarga de regalártelas a ti también.

El universo dirá: Como puedo servirte? Pero tú también tienes que estar sirviendo a alguien. Entonces se termina la transición cuando entras en un lugar donde no hay ego.

Pero que es el EGO:

- **Tu solo eres lo que tienes.**

Nos identificamos con las posesiones, cuanto más tengas, más valioso serás como persona. Si eres lo que tienes, y las posesiones desaparecen, entonces lo que tú eres desaparece en el proceso.

- **No soy solo lo que tengo, sino también lo que hago.**

Competir, ser el numero 1

- **Soy lo que los otros piensan de mí, soy mi reputación.**
Tienes que vestirte como les gusta a los demás. Actuar como le gusta a los demás y ser como los demás. Aquí pierdes su verdadera identidad.

Características del EGO:

- La persona está separada del resto del Universo
- Estoy separado de todo lo que echo en falta en la vida. (de todas las cosas que desearía tener).
- El ego nos ensena el error mayúsculo de todos. Estas separado de dios, de la fuente, del universo.

Debes darte cuenta que provienes de una fuente que está en todas partes y si está en todas partes, también está en mí. El ego nos hace vivir una mentira, porque lo que era verdad por la mañana, por la tarde es mentira.

A medida que nos adentramos en la fase del sentido de la vida, no se deja de ser ambicioso, sino que se combina con tus objetivos, ambicionas otras cosas. Tienes que convertirte en observador y dar un paso atrás.

Empiezas a vivir un proceso en que solo tu fuente te guía, empiezas a despegarte del resultado y ese desapego te permite no tener que pelear más. *Ya no eres la persona que hace que sucedan las cosas, sino la que permite que sucedan.* La lucha ha desaparecido.

Este proceso de eliminación de entropía y desorden en nuestro cuerpo, es la base fundamental de los procesos de sanación.

CAPITULO XVIII

CONCEPTOS:

1. *Un elemento oxidante o agente oxidante es aquel que alcanza un estado energético estable producto de que el oxidante se reduce y gana electrones. Asimismo, el agente oxidante provoca la oxidación del* **agente reductor** *generando la pérdida de electrones de la sustancia y, por tanto se oxida en el proceso. Cada especie química tiende a lograr su mayor estabilidad eléctrica. El oxígeno por ejemplo tiene en su último nivel energético 6 electrones de valencia, para estar estable necesita 2 electrones, de esa manera estaría estable con los 8 electrones en el último nivel. Por esa razón es un oxidante en potencia.*

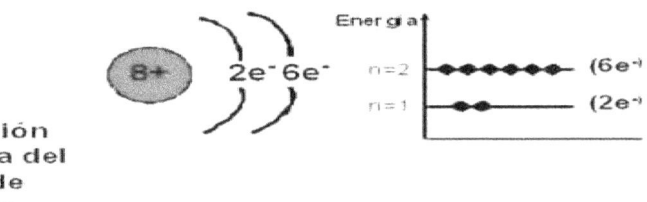

**Distribución
electrónica del
átomo de
oxígeno**

2. **El potencial redox** *es una medida de la actividad de los electrones ya que indica la fuerza de un oxidante en una sustancia, específicamente, en la ganancia o pérdida de electrones. El potencial redox está relacionado y es análogo al PH ya que este mide la actividad de los protones, a diferencia del potencial redox que se encarga de los electrones.*

3. **La oxidación** *es una combinación del oxígeno con otras sustancias. Asimismo, existen diferentes tipos de oxidación, lenta y rápida.* **La oxidación rápida** *ocurre durante una reacción química conocida como combustión generando calor y considerables temperaturas y llamas, a su vez,* **la oxidación lenta** *se caracteriza porque la energía que se produce se disipa en el ambiente, por ejemplo: la respiración, corrosión de los metales, fotosíntesis, entre otras.*

4. *Se denomina* **reacción de reducción-oxidación**, *a toda <u>reacción química</u> en la que uno o más <u>electrones</u> se transfieren entre los reactivos, provocando un cambio en sus <u>estados de oxidación</u>.*

5. Las **glicoproteínas** o glucoproteínas son moléculas compuestas por una proteína unida a uno o varios glúcidos, simples o compuestos. Destacan entre otras funciones la estructural y el reconocimiento celular cuando están presentes en la superficie de las membranas plasmáticas (glucocálix).

β-D-Glc   β-D-Gal   β-D-Man

β-D-GlcNAc   β-D-GalNAc   α-L-Fuc

α-D-Neu5Ac   β-D-Xyl

6. El **glutatión (GSH)** es un tripéptido no proteínico constituido por 3 aminoácidos: cisteína, glutamato y glicina. Contiene un enlace peptídico inusual entre el grupo amino de la cisteína y el grupo carboxilo de la cadena lateral del glutamato.

El glutatión es el principal antioxidante de las células, es ubicuo y ayuda a protegerlas de las especies reactivas del oxígeno como los radicales libres y los peróxidos.

*El glutatión es nucleofílico en <u>azufre</u> y ataca los aceptores conjugados electrofílicos venenosos. Los grupos <u>tiol</u> se mantienen en un estado reducido a una concentración de aproximadamente ~ 5 mM en células animales. En efecto, el glutatión reduce cualquier enlace <u>disulfuro</u> formado   dentro de <u>proteínas</u> citoplasmáticas de cisteínas, al actuar como un donante de <u>electrones</u>. En el proceso, el glutatión se convierte en su forma oxidada **disulfuro de glutatión (GSSG)**.*

En las células, el glutatión se encuentra principalmente en su estado reducido (GSH) y, en mucha menor proporción, en su estado oxidado (GSSG). Ello es así ya que la <u>enzima</u>que "reduce" el tripéptido a partir de su forma oxidada, la glutatión reductasa, es constitutivamente activa e inducible en situaciones de <u>estrés oxidativo</u>. De hecho, la proporción GSH/GSSG dentro de las células se utiliza a menudo como "indicador" del estado oxidativo de la célula y de la toxicidad celular.[3]

H_2O_2 + 2GSH------- GSSG + 2 H_2O.

7. *La <u>enzima</u> **Glutatión peroxidasa (GPX)** o **Glutationa peroxidasa**, <u>cataliza</u> la <u>reacción</u> de <u>oxidación</u> de <u>glutatio n</u> a glutatión disulfuro utilizando para ello <u>peróxido de hidrógeno</u>. Esta enzima usa como <u>cofactor</u> el <u>selenio</u>.*

2 Glutatión + H₂O₂ ⇌ Glutatión disulfuro + 2 H₂O

2 Glutatión + H_2O_2 ⇌ Glutatión disulfuro + 2 H_2O

La glutatión peroxidasa tiene como principal función proteger al organismo del efecto degradante de los hidroperóxidos formados de forma endógena. En losvertebrados se conocen al menos 4 formas de GPX: una forma citosólica (GPX1), una forma gastrointestinal (GPX-GI), una forma secretada en el plasma (GPX-P) y una forma epididimial secretada (GPX-EP). Adicionalmente a estas formas caracterizadas, la secuencia de una proteína de función desconocida está evolucionariamente relacionada con estas GPX's.

Este proceso es muy importante cuando ingerimos soluciones salinas electrolizadas, ya que estas contienen entre sus moléculas, especies de peróxido; las cuales catalizan el proceso de obtención de glutatión peroxidasa, favoreciendo la catálisis del metabolismo. Así la mitocondria metaboliza los alimentos con más efectividad.

8. La transducción, por definición, es la transformación de un tipo de señal o energía en otra de distinta naturaleza. Ver transductor. Más específicamente, transducción es un término que se utiliza en diversos campos; por ejemplo:

- En biología celular, la transducción de señal es el proceso por el que una célula convierte una *determinada señal o estímulo exterior, en otra señal o respuesta específica.*

9. *Esfínter: En anatomía, un **esfínter** es usualmente un músculo con forma circular o de anillo, que permite el paso de una sustancia de un órgano a otro por medio de un tubo u orificio a la vez que impide su regreso. Existen más de 50 esfínteres diferentes en el cuerpo humano, algunos microscópicamente pequeños —en particular, los millones de esfínteres precapilares—. Los esfínteres se relajan en la muerte, posiblemente liberando fluidos.*

Muchos esfínteres se usan diariamente en la función normal de la digestión. Por ejemplo, la epiglotis se emplea para sellar las vías aéreas mientras se traga, asegurando así que comida o líquido no ingresen en los pulmones. La función de la epiglotis es un ejemplo típico de una acción involuntaria del cuerpo.

10. *La **peristalsis** es una serie de contracciones musculares como oleadas que transportan los alimentos a las diferentes estaciones de procesamiento del tracto digestivo.*

El proceso de peristalsis comienza en el esófago cuando el bolo alimenticio es tragado. Los fuertes movimientos como oleadas del músculo liso del esófago llevan el alimento hasta el estómago, donde es agitado hasta convertirse en una mezcla líquida llamada quimo. Luego, la peristalsis continúa en el intestino delgado, en donde mezcla y mueve el quimo, lo que permite que los nutrientes sean absorbidos por el torrente sanguíneo a través de las paredes del intestino delgado. Concluye en el intestino, *en donde el agua de los alimentos no digeridos es absorbida al* torrente. *Finalmente, los desechos restantes son excretados del cuerpo a través del recto y el ano.*

11. *La angiotensina II posee acciones tanto centrales como periféricas, estimula intensamente la sed, libera vasopresina, ACTH y aldosterona, además de ejercer su conocido efecto de elevación de la presión sanguínea del que deriva su nombre. Muchos de estos efectos se pueden evitar por medio del antagonista relasina. La angiotensina II es el agente vasopresor más potente que se conoce hasta ahora; además es un importante regulador de la secreción de otra hormona por la corteza de la glándula suprarrenal: la aldosterona. En el corazón, la angiotensina II incrementa el flujo de calcio y la fuerza de contracción del músculo. Otra acción importante de este péptido es favorecer la secreción de la vasopresina. Durante los últimos años ha resultado evidente que este compuesto es también capaz de alterar el metabolismo hepático.*

12. **Morbilidad:** *Se entiende por **morbilidad** la cantidad de individuos considerados enfermos o que son víctimas de enfermedad en un espacio y tiempo determinado. La morbilidad es un dato estadístico importante para comprender la evolución o retroceso de alguna enfermedad, las razones de su surgimiento y las posibles soluciones.*

13. **Transcripción**: *La **transcripción del ADN** es el primer proceso de la expresión génica, mediante el cual se transfiere la información contenida en la secuencia del ADN hacia la secuencia de proteína utilizando diversos ARN como intermediarios. Durante la transcripción genética, las secuencias de ADN son copiadas a ARN mediante una enzima llamada ARN polimerasa que sintetiza un ARN mensajero que mantiene la información de la secuencia del ADN. De esta manera, la transcripción del ADN también podría llamarse síntesis del ARN mensajero.*

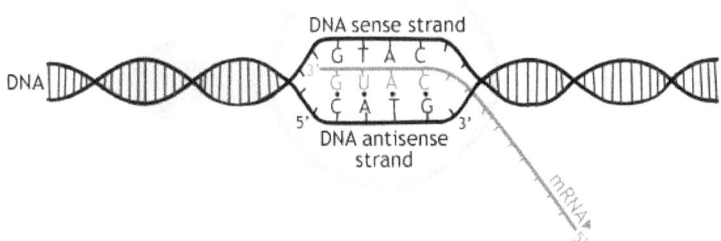

*14. Un **xenobiótico** es un compuesto ajeno al cuerpo. Las principales clases de xenobióticos de importancia médica*

son los fármacos, carcinógenos químicos y varios compuestos que han llegado a nuestro ambiente de una u otra manera, como bifenilos policlorinados (PCB) y ciertos insecticidas. Existen más de 200,000 compuestos químicos ambientales fabricados por el ser humano. Gran parte de estos compuestos están sujetos al metabolismo (alteración química) en el cuerpo humano, siendo el hígado el órgano principal en que esto ocurre; en ocasiones, un xenobiótico puede excretarse sin cambio. Cerca de 30 enzimas catalizan las reacciones que participan en el metabolismo de los xenobióticos.

15. *La tiroxina es una hormona hidrófoba, por lo que viaja por el torrente sanguíneo ligada a una proteína hidrofílica trasportadora de unión específica: la globulina fijadora de la tiroxina (TBG). Ésta aumenta la vida media biológica de la hormona y su concentración plasmática (se evita así que sean evitadas por el hígado y el riñón), pudiendo dar lugar esto último a concentraciones totales y libres de tiroxina diferentes.*

La alteración de las concentraciones normales de las hormonas tiroideas, es decir, de la tiroxina, junto con otros elementos o componentes del sistema endocrino, da lugar al hipotiroidismo o al hipertiroidismo (disminución o aumento de la hormona, respectivamente).

16. **Leucocitosis** *es el nombre que la patología médica da al número excesivo de corpúsculos blancos en la sangre. Los médicos descubrieron este fenómeno en 1846 y Wirchow lo clasificó «leucocitósis digestiva», como «normal», puesto que todo el mundo parecía sufrir de ella. Esto fue rechazado hace tres décadas por los descubrimientos de Paul Kouchakoff, M. D los fagocitos "los carroñeros de la sangre" después de ingerir alimentos cocinados o procesados, hacen claro el hecho del porqué SE OBTIENE UNA CURA RAPIDA DE LOS PADECIMIENTOS AGUDOS Y CRONICOS CON UNA DIETA DE ALIMENTOS CRUDOS, por la simple reducción de la tremenda carga de sustancias tóxicas que la sangre tiene que soportar, junto con la gran economía de energía vital que tiene lugar.*

17. *Los corpúsculos blancos son la defensa del organismo "orgánica" de la sangre que previene la infección y la intoxicación de la misma. En cualquier estado patológico, incluyendo la intoxicación del sistema digestivo por medio de alimentos cocinados u otros materiales tóxicos, estas células blancas aumentan de 5 a 6.000 por milímetro cúbico a 7, 8 o 9.000 por milímetro cúbico.*

BIBLIOGRAFIA:

1. Horiba N, Hiratsuka K, Onoe T et al (1999) Bactericidal effect of electrolyzed neutral water on bacteria isolated from infected root canals. Oral Surg Oral Med Oral Pathol Oral Radiol Endod 87:83–87

2. Liang WL, Lu FJ (2004) Antibiotic activity of Hi-Clo-Soft acidic ionized water. Forman Sci 55:52–58

3. Dr Mae-Wan Ho, PhD, Institute of Science in Society, UK. Cancer: A Redox Disease. ACNEM Journal Vol 32 No 2 – September 2013.

4. Hamanaka RB and Chandel NS. Warburg effect and redox balance. Science 2011, 334, 1219-20.

5. Anastasiou D, Poulogiannis G, Asara JM et al and Cantley LC. Inhibition of pyruvate kinase M2 by reative oxygen species contributes to cellular antioxidant responses. Science 2011, 334, 1278-83.

6. Ho, M.W. The Rainbow and the Worm, the Physics of Organisms, 1993, 1998 (2nd ed), 2008 (3rd ed), World Scientific, Singapore, London.

7. Koppenol WH, Bounds PL and Dange CV. Otto Warburg's contributions to currecnt concepts of cancer metabolism. Nature Reviews Cancer 2011, 11, 325-37.

8. Kubota A, Nose K, Yonekura T et al (2009) Effect of electrolyzed strong acid water on peritoneal irrigation of experimental perforated peritonitis. Surg Today 39:514–517.

9. McGill University Health Centre, Royal Victoria Hospital, División de Cuidados Críticos, Pino Av W, Montreal, Quebec, Canadá H3A 1A1

10. Forman HJ, Torres M, Fukuto J: señalización redox. Mol Cell Biochem 2002, 234-235 : 49-6

11. Thannickal VJ, Fanburg BL: especies reactivas del oxígeno en la señalización celular.Am J Physiol pulmón Cell Mol Physiol 2000, 279 : L1005-L1028.

12. MUNOZ CHACON, Yalile. Demencia, el reto del presente siglo (artículo completo disponible en español). Acta méd. costarric. [online]. jun. 2003, vol.45, no.2 , p.42-42. ISSN 0001-6002.

13. Calabrese, V., Sultana, R., Scapagnini, G., Guagliano, E., Sapienza, M., Bella, R., et al. (2006d). Nitrosative stress, cellular stress response, and thiol homeostasis in patients

with Alzheimer's disease. *Antioxid. Redox Signal.* 8, 1975–1986. doi: 10.1089/ars.2006.8.1975

14. Liu, L., and Chan, C. (2014). The role of inflammasome in Alzheimer's disease. *Ageing Res. Rev.* 15, 6–15. doi: 10.1016/j.arr.2013.12.007

15. Goode HF, Webster NR. Los radicales libres y antioxidantes en la sepsis. Crit Care Med. 1993; 21:desde 1770 hasta 1776. [PubMed]

16. Albuszies G, Brückner UB. La terapia antioxidante en la sepsis. Intensive Care Med. 2003; 29:.1632 a 1636 [PubMed]

17. Kirkwood **TB**. Gerontología Molecular. *J Inherit Metab Dis* 25: 189 -196, 2002

18. Radak Z, Naito H, Kaneko T, Tahara S, Nakamoto H, Takahashi R, Cardozo-Peláez F y S. Goto Ejercicio de entrenamiento disminuye el daño del ADN y aumenta la reparación del ADN y la resistencia contra el estrés oxidativo de las proteínas en el músculo esquelético de ratas de edad. Pflügers Arco 445: 273.

19. Colcombe SJ, **Erickson KI, Raz N, Webb AG, Cohen NJ, McAuley E, and Kramer AF.** Aerobic fitness reduces brain tissue loss in aging humans. *J Gerontol A Biol Sci Med Sci* **58**: M176-M180, 2003.

20. Carmeli E, **Coleman R, and Reznick AZ.** The biochemistry of aging muscle. *Exp Gerontol* **37**: 477-489,

21. Dillin A, **Hsu AL, Arantes-Oliveira N, Lehrer-Graiwer J, Hsin H, Fraser AG, Kamath RS, Ahringer J, and Kenyon C.** Rates of behavior and aging specified by mitochondrial function during development.*Science* **298**: 2398-2401, 2002.

22. McArdle A, **Vasilaki A, and Jackson M.** Exercise and skeletal muscle ageing: cellular and molecular mechanisms. *Ageing Res Rev* **1**: 79-93, 2002.

23. Tipton KD. Muscle protein metabolism in the elderly: influence of exercise and nutrition. *Can J Appl Physiol* **26**: 588-606, 2001.

24. Welle S **and Glueck SB.** Lifelong voluntary exercise in the mouse prevents age-related alterations in gene expression in the heart. *Physiol Genomics* **12**: 71-72, 2003.

25. Churchill JD, **Galvez R, Colcombe S, Swain RA, Kramer AF, and Greenough WT.** Exercise, experience and the aging brain. *Neurobiol Aging* **23**: 941-955, 2002.

26. Bronikowski AM, **Carter PA, Morgan TJ, Garland T Jr, Ung N, Pugh TD, Weindruch R, and Prolla TA.**Lifelong voluntary exercise in the mouse prevents age-related alterations in gene expression in the heart.*Physiol Genomics* **12**: 129-138, 2003.

27. Bonnet D, Martin D, de Lonlay P, Villain E, Jouvet P, Rabier D, et al. Arrhythmias and conduction defects as

presenting symptoms of fatty acid oxidation disorders in children. Circulation 1999;100:2248-53.

28. Attardi G, Schatz G. Biogenesis of mitochondria. Annu Rev Cell Biol 1988;4:289-333.

29. Marín-García J, Ananthakrishnan R, Goldenthal MJ. Human mitochondrial function during cardiac growth and development. Mol Cell Biochem 1998;179:21-6.

30. Abdel-Aleem S, el-Merzabani MM, Sayed-Ahmed M, Taylor DA, Lowe JE. Acute and chronic effects of adriamycin on fatty acid oxidation in isolated cardiac myocytes. J Mol Cell Cardiol 1997;29:789-97.

31. Adachi K, Fujiura Y, Mayumi F, Nozuhara A, Sugiu Y, Sakanashi T, et al. A deletion of mitochondrial DNA in murine doxorubicin-induced cardiotoxicity. Biochem Biophys Res Commun 1993;195:945-51.

32. William MacNee. Oxidative stress and lung inflammation in airways disease. Eur J Pharmacol. 2001;429:195-207.

33. Krishna MT, Springall D, Meng QH, Withers N, Macleod D, Biscione G, et al. Effect of ozone on epithelium and sensory nerves in the bronchial mucosa of healthy humans. Am J Respir Crit Care Med. 1997;156: 943-50.

34. Bowler RP, Crapo JD. Oxidative stress in airways. Is there a role for extracellular superoxide dismutase? Am J Respir Crit Care Med. 2002; 166:S38-S43.

35. Jarjour NN, Busse WW, Calhoun WJ. Enhanced production of oxygen radicals in nocturnal asthma. Am Rev Respir Dis. 1992;146:905-11.

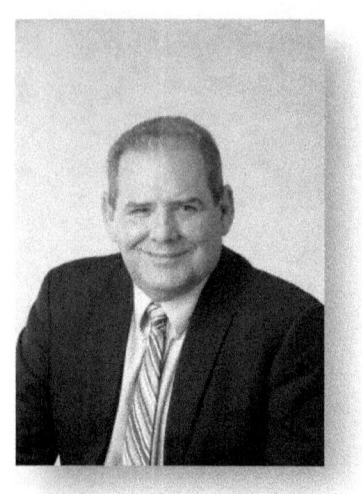

BIOGRAFIA DEL DR JOSE MIGUEL HERNANDEZ

José M Hernández es graduado en la especialidad de Química en Universidades de Cuba y Suecia. Trabajo por más de 20 años como profesor e investigador en universidades cubanas.

Desde 1985 ha trabajado como investigador en diferentes líneas de salud y medio ambiente, trabajando en laboratorios de la industria farmacéutica en líneas de investigación y desarrollo de nuevos productos.

Ha trabajado en los últimos 15 años en la investigación de la salud del cuerpo humano y los mecanismos celulares para su comunicación y protección. Cada una de las investigaciones realizadas las ha efectuado de forma independiente como Asesor de Ciencias.

Ha trabajado en los mecanismos de detección celular relacionando las moléculas encargadas en cada uno de estos procesos. Igualmente ha trabajado con diferentes productos que favorecen estos mecanismos, desarrollando metodologías para diferentes tratamientos.

Ha impartido conferencias sobre comunicación celular y respuesta inmunológica; el poder de la mente y las reacciones químicas en el cuerpo humano; el proceso electroquímico del cuerpo humano; la salud del colon y su influencia en la salud general del cuerpo.

Se graduó en Barcelona, España como Fisioterapeuta en el año 2000.

Ha trabajado por más de 20 años como profesor Universitario en Universidades de Cuba, Suecia y Angola, obteniendo la categoría de profesor asistente de investigación. Ha impartido conferencias en países como Estados Unidos, México, Honduras, Ecuador, España y Portugal.

SOBRE EL AUTOR

José Miguel Hernández nació en Cuba el 21 de enero de 1955, sus estudios universitarios los realizo en la ciudad de Camagüey, Cuba. Al graduarse en la universidad, comenzó a trabajar como asesor metodológico de la vicerrectoría docente de la universidad, profesor e investigador en temas de Medio Ambiente y contaminación marina por metales pesados.

En el 1980 fue asesor del Ministerio de Educación en Luanda, ANGOLA.

En 1990 trabajo como investigador y jefe del laboratorio de análisis químico del Instituto de Oceanologia de La Habana, Cuba.

En 1991 comenzó a trabajar como investigador en el Laboratorio de Materiales Sintéticos de la Universidad de La Habana en la línea de investigación de Algas Marinas.

En 1994 tuvo que salir de CUBA por problemas políticos, refugiándose en el Reino de Suecia, donde residió durante 10 años.

En el 2003 se establece en Miami, Florida y comienza a trabajar como asesor de ciencias para diferentes compañías norteamericanas, impartiendo conferencias sobre las tecnologías de los productos.

Es ciudadano sueco y norteamericano.

www.ingramcontent.com/pod-product-compliance
Lightning Source LLC
Chambersburg PA
CBHW070238190526
45169CB00001B/219